우리가 몰랐던

웃음 치료의 놀라운 기적

우리가 몰랐던

웃음치료의 놀라운 기적

후나세 슌스케 지음
이요셉·김채송화 옮김

중앙생활사

/ 머리말 /

"암 환자의 80%, 약 25만 명은 암이 아니라 항암제와 방사선요법 등으로 인해 목숨을 잃고 있다!"

이러한 충격적인 사실을 암 전문의들의 증언을 토대로 밝힌 나의 저서 《항암제로 살해당하다》는 전 일본에 엄청난 반향을 불러일으키고 있다.

"그렇다면 어떻게 해야 할 것인가?"

암 환자와 그 가족들은 어찌할 바를 모르고 있다. 그래서 매년 엄청난 수의 환자들이 갈피를 못 잡고 헤매고 있는 실정이다.

《항암제로 살해당하다》라는 책에서 강조했다시피 암을 치료하는 것은 의사도, 약도, 병원도 아니다. 자신의 몸에 내재된 자연치유력, 더 구체적으로는 NK세포 같은 면역세포의 활약이다. 면역세포는 면역력의 최전선에서 암세포와 맞서 싸우는 믿음직한 병사들이다.

암과의 싸움에서 이기느냐, 마느냐 여부는 면역세포의 전력과 연관된다. 그런데 항암제, 방사선은 아군인 NK세포를 남김없이 없애버린다. 그야말로 어처구니없는 일이다. 그들의 정체는 암의 '응원제' 내지는 '증암제'에 지나지 않는다.

《항암제로 살해당하다》에서는 '자연 채식, 맑고 깨끗한 식수, 안전한 주택, 긍정적인 마음 등이 암을 극복하는 필수 요소'라고 주장했다. 그런 다양한 암 대체요법 가운데 가장 좋은 약을 발견했다. 그것이 바로 '웃음'이다. 고사 중에 '소문만복래'라는 말이 있다. 또 '웃음은 부작용 없는 묘약'이라고도 한다.

웃음의 효용에 대해 깊은 관심을 갖고 안팎의 문헌을 바탕으로 다양한 자료를 섭렵하며 철저하게 조사해보았더니 그 결과는 참으로 놀라웠다. 웃음은 내 예상을 훨씬 뛰어넘는 효용을 가지고 있었다.

고대 그리스 의학 성인인 히포크라테스는 "사람은 누구나 100명의 명의를 지녔다"라는 말로 자연치유력의 존재를 갈파했다. 그것은 체내에서 저절로 갖춰진 '치유 능력'이다. 그리고 그는 "의사의 역할은 이들을 보조하는 데 불과하다"라고 가르쳤다.

그렇다면 이 기적의 자연치유력 파워를 최대한으로 끌어내려면 어떻게 하면 좋을까? 그 해답은 바로 '웃음'이다.

《항암제로 살해당하다》에서는 '웃음'과 '안정(relax)'으로 부교감신경이 활성화되고, 흥분을 진정시키는 신경호르몬이 분비되어 체내의 암세포를 공격하는 림프구가 증가되는 구조를 설명했다. 또한 198명의 암 환자에게 요시모토흥업(일본 최대 코미디 프로덕션)의 코미디 무대를 보여주고 폭소를 터뜨리게 한 후에 NK세포의 변화를 관찰한 이타미 지로(伊丹仁朗) 의사의 획기적인 실험도 소개했다. 그 결과 대다수의 암 환자들에게서 NK세포가 증가했다는 놀라운 웃음의 효용을 전했다.

웃음에는 우리가 몰랐던 잠재된 파워가 존재하지 않을까? 그 의문과 탐구심이 이 책을 쓰게 된 계기가 되었다. 그리고 취재 결과, 웃음이 가진 기적의 파워는 내 예상을 훨씬 뛰어넘는 것이었다.

이타미 의사의 선구적인 연구 이후로도 웃음과 암에 관한 몇 가지 연구가 그 항암작용을 증명하고 있다. '웃음으로 NK 활성이 85%로 증가', 'NK세포가 최대 6~7배 증가' 등 웃음이 만들어낸 면역파워에는 놀라움을 금할 수 없다.

그 메커니즘도 알아냈다. 간단히 말해서 웃으면 뇌에서 베타 엔도르핀(β-endorphin)이라는 쾌감물질이 대량으로 분비되고 그것이 NK세포를 대량증식, 활성화시키는 것이다. '웃음은 바로 NK세포의 영양원!', 이것이 웃음이 암을 치료하는 구조다.

스트레스 해소 효과도 마찬가지다. 웃으면 코르티솔(cortisol)이라는 스트레스물질이 분해되어 소변으로 배설된다. 그래서 웃으면 마음이 개운해지는 것이다. 또 한편으로는 면역세포가 받아들인 산소가 증가되어 NK세포 등의 움직임을 활성화함으로써 생명력이 높아진다.

웃음은 아토피도 놀랄 만큼 개선되게 한다. 웃으면 아토피성 피부염 환자의 90%가 치유되고, 웃지 않은 환자는 10%밖에 치유되지 않는다. "아토피 환자는 웃지 않는다"는 말이 있는데, 이 말은 암 환자에게도 그대로 적용되지 않을까?

웃음은 류머티즘에도 확실한 효과가 있는 것으로 입증되었다. 류머티즘에 좋다는 최고 특효약보다 웃을 때 더 좋은 개선 효과가 나타났다. 비싸지만 안심할 수 없는 약보다 웃는 것이 류머티즘 치료에 더 탁월한 효과가 있다니 참 웃기는 일이다.

또 쓰쿠바(筑波)대학의 연구에 따르면, 식후 20분간 웃기만 해도 혈당치 상승이 약 40%나 억제된다는 경이로운 결과도 있다. 웃음은 인슐린 같은 혈당강하제보다 훨씬 안전하고 더욱더 효과적이다.

게다가 웃을 때 호흡은 심호흡보다 더 많은 양의 산소를 받아들여 복근 등의 근육운동 효과까지 있다. 그리고 순식간에 혈압이나 맥박도 정상화시킨다. 다시 말해 신체에 모든 수치가 정상치에 가까워진다. 그뿐만 아니라 웃음으로 α파가 나와 뇌도 최상의 안정상태를 유지한다. 그 밖에 뇌기능(전두엽)을 활성화하여 머리도 좋아진다.

웃음 연구의 압권은 쓰쿠바대학 무라카미 가즈오(村上和雄) 명예교수의 '웃음이 유전자를 바꾼다'라는 실험일 것이다. 무라카미 박사는 세계에서 최초로 웃음에 의해 23개의 유전자 스위치가 켜지는(on) 현상을 입증하였다. 이렇듯 웃음은 유전자까지 바꾸는 힘을 가졌다. 그래서 전문가들은 '웃음은 인류에게 준비된 궁극의 방어시스템'이라고 단언한다.

웃음이야말로 위대한 자연이 인류에게 선사한 최고의 '치유 능력'이다. 그 심오한 힘에는 땅 위의 어떤 의약품도 범접하지 못한다. 뱃속 깊은 곳에서 우러나오는 웃음이 바로 당신의 생명에 기적을 일으킨다.

암으로 고통받고 있는 당신, 만담이든 뭐든 친구와 주고받는 농담이라도 좋다. 속에서부터 웃음을 터뜨려보자. 우울증에 빠져 있는 당신, 거울을 보면서 방긋 웃는 표정을 지어보자. 어떤가? 왠지 좀 우스운 기분이 들지 않는가? 당뇨병이 있는 당신, 속는 셈치고 코미디 방송이라도 보면서 껄껄 웃어보자. 어쩐지 몸도 마음도 상쾌해진 느낌이 들지 않는가? 아토피로 괴로운 당신, 소리 내서 웃어 본 게 언제였는지 기억하는가?

나는 확신한다. '웃음'이야말로 유구한 대자연의 위대한 힘, 신이 선사해준 선물이라고. 현대의학도 웃음에 기적적인 효용이 잠재되어 있다는 사실을 깨닫기 시작하고는 그저 놀라고만 있다.

나는 확신한다. '웃음 치료'가 바로 21세기 의학의 중심이라고. 앞으로 반드시 웃음이 의학의 왕도를 차지하게 될 것이다.

이 책은 웃음의 효용과 가치에 대해 많은 정보를 담고 있다. 책장을 넘길 때마다 여러분의 뇌는 희망과 흥분으로 크게 울려 퍼질 것이다.

후나세 슌스케

/ 차례 /

2장 웃음의 면역력으로 암도, 아토피도 사라진다

3장 당신도 나도 모두 암 환자

4장 웃음의 다양하고 놀라운 효용

5장 웃음과 감사하는 마음은 유전자도 바꾼다

6장 웃음으로 당뇨병을 치료한다

7장 '억지웃음'이라도 효과가 있다

8장 21세기는 웃음이 치료의 중심이 된다

1장

웃음 치료의 길을 열다

▪ 웃음 치료의 선구자, 노먼 커즌스 ▪

웃음으로 인생이 바뀌다

1915년 미국에서 출생한 노먼 커즌스(Norman Cousins)는 '웃음 치료의 선구자'이다. 그는 한때 무서운 난치병에 걸려 의사로부터 불치병이라는 사형선고를 받고 절망의 늪에서 고통을 받았었다. 그런 그가 건강을 되찾게 된 비결은 바로 '웃음'이었다.

그의 원래 직업은 잡지 편집자였다. 서평잡지 〈새터데이 리뷰〉의 편집장으로서 이 잡지를 미국에서 손꼽히는 종합평론잡지로 길러낸 뛰어난 실력의 저널리스트이기도 했다. 또한 그는 2차 세계대전 중에는 반전평화를 외쳤고, 전후에는 케네디 대통령과 구소련의 후르시초프 수상을 연결해주는 역할로 바빴다.

그는 일본과도 인연이 있었다. 히로시마, 나가사키에서 원자폭탄으로 피해 입은 젊은 여성 25명을 미국으로 초대해 켈로이드 후유증 치료를 받을 수 있도록 심혈을 기울였다. 일본에서도 이런 선행을 치하해 그를 일컬어 '원자폭탄 피해 여성의 아버지'라 부른다.

그를 떠올리면 전쟁을 증오하고 민족과 인종을 초월해 평화를 사랑하는 순수한 휴머니스트의 옆얼굴이 생각난다.

치유될 확률이 500분의 1인 난치병

인생이란 참으로 재미있지 않은가. 한 저널리스트가 이제는 '웃음 치료의 아버지'로서 전 세계 의사들에게 격찬을 받고 있다. 그 계기가 무엇이었을까? 그가 쉰이 되던 해로 거슬러 올라가 보자.

구소련에서의 일을 마치고 귀국한 그에게 이상한 발열과 몸의 통증이 덮쳤다. 순식간에 목과 팔, 손가락이 움직이지 않았으며 혈침(血沈)이 115로 위험한 상태까지 진전되었다.

노먼 커즌스는 치료를 담당했던 의사이자 절친한 친구에게 '강직성 척추염'이라는 병명을 선고받았다. 강직성 척추염은 교원병(膠原病)의 일종으로, 한번 걸리면 500명 중에 한 명밖에 낫지 못할 정도로 무서운 병이었다.

그는 이내 몸을 뒤척이기는커녕 입도 열지 못하는 중태에 빠졌다. 전문의는 "이런 전신증상에서 회복한 사례는 본 적이 없다"고 단언했다. 그야말로 현대의학으로는 고칠 수 없는 병이었으며 여지없는 사형선고였다. 그는 절망의 구렁텅이에 빠지고 말았다.

▪ 불쾌한 마음은 심신에 악영향을 준다 ▪

희망을 갖게 한 한스 세리에의 스트레스 학설

칠흑 같은 절망 속에 빠져있던 노먼 커즌스에게 문득 《생명의 스트레스》라는 책이 떠올랐다. 스트레스 학설로 유명한 한스 세리에 박사가 쓴 그 책에는 "불쾌한 기분과 부정적인 마음은 심신 모두에 악영향을 미친다"라는 내용이 적혀 있었다.

과연 맞았다. 그는 구소련 여행 중에 괴로웠던 디젤과 제트기의 배기가스가 발병원인임을 깨달았다. 세리에는 그 책에서 "부신(좌우 신장 위에 한 쌍 있는 내분비기관으로 생명 유지에 중요한 내분비선)의 피로는 욕구불만이나 억눌린 분노 등과 같은 정서적 긴장으로 인해 생길 수 있다"라고 명쾌하게 설명했다. 아울러 "불쾌하고 부정적인 정서가 인체의 화학작용에 부정적인 영향을 미친다"고 기술했다.

월터 캐논은 명저 《신체의 지혜》에서 "자신의 내분비계, 특히 부신의 완전한 기능 회복이 중증 관절염과 싸우기 위한 절대조건이다"라며 생체항상성(homeostasis)의 힘을 지적했다.

그는 '부신이 피폐해져 신체의 저항력이 저하됐기 때문이다. 그렇다면 내 부신을 다시 한 번 회복시켜야 한다'는 생각을 하게 되었다.

긍정적인 마음의 효과를 기대하다

부정적인 정서가 인체의 화학작용에 안 좋은 영향을 준다는 세리에의 스트레스 학설은 노먼 커즌스에게 희망을 주었다. '그렇다면 그와 반대로 행동하면 어떻게 될까? 쾌적한 기분과 긍정적인 마음을 품으면 심신 모두에 좋은 영향을 미치지 않을까!'라는 믿음이 생겼다.

"부정적인 정서가 몸속에서 부정적인 화학반응을 초래한다면, 긍정적인 정서는 긍정적인 화학반응을 일으키지 않을까? 사랑이나 희망, 신앙, 웃음, 신뢰, 삶의 의욕 등이 치료제가 될 수 있지 않을까?" 《웃음의 치유력》 노먼 커즌스 저

하루에 38정이라는 약 과다복용과의 이별

'그 전에……' 하고 노먼 커즌스는 정신이 번뜩 들었다. 그는 병원에 있으면서 진통제, 수면제, 항염제 등등 약을 과다하게 복용했다. 그리고 당시 대부분의 약에 과민반응을 보였다. 그럼에도 하루 투여량은 아스피린이 26정, 항염제 12정 등 모두 합하여 38정! 공포로 온몸이 떨릴 정도의 과도한 약 복용이었다. 전신에 두드러기가 나서 수백 마리의 불개미에게 살을 물어뜯긴 기분이었던 것도 당연했다.

서양의학은 옛날이나 지금이나 조금도 변함이 없다. 그래도 그나마 두드러기 정도라 다행이었다. 오늘날의 '맹독'이라 할 수 있는 과다한 항암제 치료로 매년 일본에서만 약 25만 명이나 되는 환자들이 부작용

으로 사망하고 있으니 말이다.

"내 몸속에 진통제가 쌓여가고 그 중독 증세를 보이는 한, 체내의 긍정적인 화학변화를 기대하기 어려웠다." 《웃음의 치유력》 노먼 커즌스 저

그래서 그는 긍정요법에 들어가기 전에 이 약(독약)들을 모두 딱 끊었다.

▪ 코미디 영화로 웃음 치료를 시작하다 ▪

병실에 영사기를 설치하여 코미디 영화를 보다

"좋았어, 해보는 거야!"

평화운동가로서의 행동력이 여기서도 발휘되었다. 쾌적한 기분과 긍정적인 마음을 갖는데 가장 좋은 '약'이 있었다. 그렇다. 바로 웃음이다!

우선 첫 단계로 코미디 영화가 좋겠다고 생각한 커즌스가 취한 행동은 마치 영화의 한 장면처럼 기상천외했다. 그는 자기 병실에 영사기를 갖고 와 코미디 영화 감상에 몰두한 것이다.

어두컴컴한 병실에서는 영사기 도는 소리와 그가 배를 부여잡고 포복절도하는 소리가 새어나왔다. 몰래카메라 방송의 프로듀서로 있는 친구가 걸작만을 모은 필름을 그에게 보내줬는데, 코미디극 〈마르크스 형제〉 등 재밌는 내용이 많았다.

이렇게 해서 서양의학에서 어느 누구도 생각지 못했던 기념비적인 '웃음요법'이 시작되었다. 웃음의 효과에 대해 그는 저서에서 다음과 같이 밝히고 있다.

"효과는 즉각 나타났다. 10분간 포복절도를 하고 나면 적어도 두 시간은 고통 없이 푹 잠들 수 있었다."

"진통효과가 수그러들면 다시 영사기 스위치를 켰다. 실컷 웃고 나면 잠시 동안은 고통을 잊을 수 있을 때가 많았다."

웃음의 진통효과를 그 자신이 직접 체감했던 것이다. 또 간호사는 각종 유머 책을 침대 옆에서 읽어주었다. 웃음이 터질 때마다 그는 온몸을 흔들며 자지러지게 웃었다.

호텔로 옮겨 안정된 기분으로 만족하며 지내다

다만 한 가지 이 웃음 치료가 다른 환자들에게 방해가 되는 부작용이 있었다. 그래서 노먼 커즌스는 병원을 나와 호텔로 옮겼다.

"다행히 비용이 병원의 3분의 1로 줄었다. 거기다 목욕이나 식사, 투약, 침대시트 교체, 검사, 진찰 등을 핑계로 두드려 깨우는 일도 사라졌다."

이렇게 말하며 그는 크게 만족스러워했다. 이는 현대의학에도 적용되는 통렬한 비아냥거림이기도 했다.

"여유롭고 안정된 기분은 실로 대단하다. 그리고 이런 기분이 병의 증상을 호전시키는 데 도움이 된 것도 분명하다"라고 그의 저서에 밝힌 바와 같이 결국 병원 탈출은 그에게 웃음요법의 효과를 한층 높여주었다.

오늘날도 평론가들은 "큰 병원에 입원하는 것은 죽으러 가는 것과 같다"고 진지하게 충고한다. 병원의 목적이 병을 치료하기보다는 질질 끌면서 가급적 많은 돈을 벌어들이는 것임을 알아챘다면 수긍할 것이다.

웃으면 혈침 수치가 개선된다

노먼 커즌스는 호기심과 탐구심이 많은 사람이기도 했다. 교원병의 진단기준 중에는 '혈침'이 있다. 혈침이란 '혈액침강속도'의 약칭으로, '시험관 속의 혈액 중 적혈구가 몇 밀리미터 침강하는가?'를 측정한 수치이다.

교원병 환자의 몸에서는 '혈침'이 일반적인 기준보다 빨리 침강한다. 그래서 그는 자기 혈액의 침강속도를 측정해 보기로 했다. 그는 웃음요법으로 짤막한 유머를 들은 다음, 웃기 전후의 혈침 변화를 관찰했다.

그 결과 "웃은 후에는 평소보다 적어도 5포인트 개선되었다. 수치 자체는 변화가 그리 크지 않았지만 개선은 지속되고 누적되었다"고 후술했다. 이렇게 그는 불치병이 치유되어 가는 증거를 얻었다.

또 한 가지 그가 웃음요법과 함께 채택한 것이 비타민 C를 많이 섭취하는 영양요법이었다. 웃음이 마음의 영양이라면, 비타민은 몸의 영양임을 실감한 것일까?

처음에는 하루에 10g을 3~4시간에 걸쳐 점액주사로 투여했다. 최종적으로는 25g이나 되는 비타민 C를 투여했다. 이것은 굉장한 도박이었다. 그로부터 8일째, 엄지손가락의 통증이 사라졌다. 혈침도 빠르게 정상수준으로 돌아왔다.

나중에 알고 보니, 류머티즘 관절염의 원인이 바로 혈중 비타민 C의 저하였던 것이다. 그는 도박에서 승리했다. 그리고 증상은 급속도로 회복되어 갔다.

▪ 웃음으로 의사도 포기했던 난치병을 고치다 ▪

불치병이 완쾌되다

기적은 서서히 모습을 드러냈다. 불치병의 그림자는 점차 사라지고, 대신 건강하고 생기발랄한 몸으로 되돌아왔다. 마침내 노먼 커즌스는 500분의 1에 걸었던 내기에서 승리한 것이다.

웃음과 함께하는 긍정적인 생활방식이 의사도 포기했던 난치병을 무찌른 것이다. "살고자 하는 의지가 내 몸에서 약보다 더 큰 효과를 가져왔다"라고 그는 후에 서술했다.

그는 자기 생명을 구한 웃음이 가진 기적의 힘에 눈을 떴다. 본업이 저널리스트였던 그는 직접 '치유 체험담'을 극명한 논문으로 정리했다. 이 논문은 1976년 미국에서 가장 권위 있는 의학전문지 〈뉴잉글랜드 의학지〉에 게재되면서 큰 반향을 불러일으켰다.

그는 거기에 이렇게 기록했다.

"웃음은 적극적이고 긍정적인 마음과 삶을 향한 의지를 뜻하는 하나의 상징이라는 것을 믿고 싶다. 그렇기 때문에 웃기만 해서는 안 되고 웃음 요법을 이해하는 의사와의 협력이 있을 때 비로소 그 힘이 발휘된다."

UCLA 의학부 교수로 초빙되다

'기적'은 연쇄적으로 일어났다. 이 논문은 수십 개국의 많은 의사들 사이에서 화제가 되었으며 300통이 넘는 편지가 그에게 배달되었다.

그리고 이 논문을 높이 평가한 UCLA(University of California at Los Angeles)는 그를 의학부 교수로 초빙했다. 그가 전공한 연구 분야는 몸과 마음의 관계를 구명하는 정신면역학. 이로써 일개 편집자였던 그는 의학자로서의 새로운 길을 걷게 된 것이다.

그때까지의 근대 서양의학은 인체를 유물론, 기계론적으로 보고 건강 상태가 나빠진 장기나 조직을 치료하거나 제거만 하면 된다는 사고가 주류를 이뤘다. 마치 치료를 자동차 수리하듯 생각했던 셈이다.

그 속에서 '웃음 치료'라는 실전 체험과 구체적 이론을 제창한 노먼 커즌스의 주장은 그야말로 코페르니쿠스적인 발상이었다. 다시 말해

천동설에 대한 갈릴레이의 지동설 주장과 맞먹는 주장이었다.

그러나 지금은 '웃음의 생리학'을 부정하는 의학자는 없다. 이 책에서 소개하는 웃음의 다양한 효능과 관련된 내용이 줄지어 입증되고 있기 때문이다. 웃음의 기적, 그 놀라운 깨달음이 전 세계에서 임상적으로도, 해부학적으로도, 생화학적으로도 입증되고 있다.

그는 이렇게 말하였다.

"사랑, 웃음, 희망, 신뢰, 삶을 향한 의지…… 그것들을 존중하며 실천해야 한다고 믿어왔다."

결국 생명을 치유한다는 의미는 궁극적으로 '마음'이라는 진리에 도달하는 것이다.

▪ 정신면역학이라는 새로운 분야를 개척하다 ▪

새롭게 연 신학문, 정신면역학

노먼 커즌스는 원래 유머를 좋아했다. 그가 난치병으로 입원했을 당시의 일화이다.

그가 아침을 먹고 있는데 간호사가 소변검사용 시험관을 갖고 들어왔다. 그는 간호사 몰래 탁자 위의 사과주스를 시험관에 따라 붓고는 시치미를 떼고 간호사에게 건네줬다.

간호사는 그것을 보고 “어머, 오늘은 조금 탁하네요”라고 말했다. 그러자 그는 “정말이네. 그럼 다시 한 번 통과시켜 볼까?”라고 천연덕스레 말하며 간호사 손에서 시험관을 빼앗아 단숨에 쭉 들이켰다. 깜짝 놀란 간호사의 표정을 보며 한쪽 눈을 찡긋거리는 그의 얼굴에는 장난기가 가득했다.

이 에피소드를 《웃음의 치유학》에 인용한 앨런 클라인(Allen Klein)은 다음과 같이 말하였다.

“심각한 병으로 쓰러졌을 때 유머가 얼마만큼 환자의 기분을 밝게 해주는지, 그리고 병으로 몸과 마음에 받은 타격을 극복하는 데 유머가 얼마나 큰 도움이 되는지를 우리는 잊고 있다.”

노먼 커즌스의 선구적 업적은 이제 ‘정신면역학’이라는 최첨단 의학으로 계승되었다. 커즌스 역시 UCLA 의학부에서 그 연구조직을 발족시켰다. 그의 저서 《헤드퍼스트-희망의 생명학》은 웃음과 건강에 관한 이론적 바이블로 일컬어진다.

그는 의학자 외에 평화운동의 실천가로도 유명하다. ‘웃음’을 좋아하는 사람은 ‘평화’를 사랑하는 법이다.

▪ 슈바이처 박사에게 배우는 유머와 긍정의 힘 ▪

웃음요법의 대선배, 슈바이처 박사

"유머를 악기로 이해하고 있지는 않은가?"

노먼 커즌스가 웃음요법의 대선배로서 존경하는 인물은 알버트 슈바이처 박사다. 아프리카의 성자로 유명한 슈바이처 박사에게 지우(知遇)를 받은 커즌스는 그의 깊은 인격에 감탄하며 이렇게 평한다.

"슈바이처 박사는 유머를 일종의 열대요법으로써, 온도와 습도와 정신의 긴장을 낮추는 방법으로 활용했다. 실제로 그의 유머 활용법은 매우 예술적이다."

슈바이처 박사는 음악을 좋아해서 매일 바흐의 피아노곡을 쳤으며, 항상 자신이 어떤 병에 걸리든 가장 좋은 약은 해야 할 일이 있다는 자각과 유머감각을 조합한 것이라고 믿었다. 슈바이처 박사는 커즌스에게 "내 몸속에서는 전염병 신(神)이 그다지 대접을 받지 못하는지 서둘러 떠나버린다네"라고 말하며 웃었다.

아프리카 주술사를 '동업자'로 소개

노먼 커즌스는 만찬 자리에서 무심코 "아프리카 주민들은 슈바이처 병원 덕분에 주술사의 초자연 신앙에 의존하지 않아도 되는 혜택을 받아 행운이겠군요"라고 말했다. 그러자 슈바이처 박사는 그를 똑바로 바라보며 이렇게 말했다.

"자네는 주술사를 얼마나 알고 있는가?"

커즌스는 곧 무지의 덫에 걸린 자신을 뉘우쳤다.

다음날 슈바이처 박사는 커즌스를 정글 속의 빈터로 데려갔다. "내 동업자 중의 한 사람일세"라고 소개하며 그가 가리킨 곳에는 나이 든 주술사가 우두커니 서 있었다. 슈바이처 박사와 주술사는 서로 정중하게 인사를 나눴다. 슈바이처 박사는 주술사에게 "죄송하지만, 이 미국인 친구에게 아프리카 의학을 보여줬으면 합니다"라고 부탁했다.

나중에 커즌스가 "주술사가 치료하자마자 곧바로 나았던 이유가 뭡니까?" 하고 설명을 요청하자, 슈바이처 박사는 장난스러운 미소를 띠며 이렇게 말했다.

"그것은 우리가 동업하면 성공하는 원리와 마찬가지지. 어느 환자든 그들 내부에는 자기만의 의사가 살고 있는데 환자들은 그 진실을 모른 채 우리에게 찾아오거든. 우리가 각각의 환자 내부에 살고 있는 의사를 원활히 작동시킬 수만 있다면 정말로 다행스런 일이지."

커즌스는 그것이 이를테면 위약 효과, 즉 '플라시보(placebo) 효과'이자, 바로 자연치유력의 근본임을 깨달았다. 플라시보가 개개인의 내부에 사는 의사인 셈이다.

유머와 음악과 아프리카 사람들을 사랑했던 슈바이처 박사는 그 긍정적인 정서의 힘으로 95세까지 장수할 수 있었다.

▪ 즐거운 마음은 의사와 똑같은 기능을 한다 ▪

유머는 혈액순환을 촉진해 젊음을 유지시킨다

노먼 커즌스가 저술한 《웃음의 치유력》은 웃음요법의 바이블로 불린다. 그는 그 책의 집필 동기를 다음과 같이 밝히고 있다.

"의사도 회복불능이라던, 몸이 마비되는 병을 웃음으로 극복했다는 사실에 의구심을 품는 사람이 많았기 때문이다."

또한 그는 자신의 책 여러 군데에 걸쳐 다음과 같은 명언들을 인용하고 있다.

- 앞날이 아무리 절망적이어도 인간이 지닌 심신의 재생능력을 절대 과소평가해서는 안 된다.
- 생명력이란 지구상에서 가장 불가사의한 힘일지도 모른다. (윌리엄 제임스)
- 인류는 자신이 쌓은 테두리 안에서 지나치게 틀어박혀 사는 경향이 있다.
- 인간의 정신과 육체는 타고난 완전성과 재생을 추구하며 돌진하는 능력을 갖추고 있다.
- 즐거운 마음은 의사와 똑같은 기능을 한다. (성서)
- 기쁨과 즐거움의 생리학적 특성에 주목할 필요가 있다. (영국 철학자,

프랜시스 베이컨)

- 유머는 혈액순환을 촉진시켜 신체를 젊고 건강하게 해주며, 어떤 일에든 잘 적응하게 한다. (영국 저술가, 로버트 버튼)
- 웃음은 우리에게 가장 중요한 신체 과정을 촉진함으로써 건강한 느낌을 갖게 하고, 내장과 횡격막을 움직이게 하는 정서상태를 유발한다. 즉, 웃음은 우리가 만족감을 느끼는 건강한 정서를 낳는다. 이처럼 우리는 정신의 건강을 통해 신체의 건강에 도달할 수 있고, 정신을 신체의 의사로 사용할 수 있다. (독일 철학자, 임마누엘 칸트)
- 위트와 유머는 인간 정신이 고도로 분화된 표현이다. 활기찬 즐거움은 신경이 긴장에 대항하는 데 매우 유용한 방법이고, 유머는 효과적인 치료법이 될 수 있다. (심리학자, 지그문트 프로이트)
- 웃음은 '인생의 음악'이다. 지칠 대로 지친 의사들이여! '활기찬 즐거움'을 제군들의 약으로 삼으라. (의사, 윌리엄 오슬러)
- 포복절도는 호흡 전체에 좋은 영향을 준다. (스탠퍼드대학 교수, 윌리엄 프라이)
- 사람들은 너무 웃다 보면 옆구리 통증을 호소하곤 한다. 그러나 그 통증은 우리의 기분을 매우 편안하게 해준다. 늘어지게 배를 깔고 눕고 싶어질 정도로 행복한 고통이다. 대다수 사람이 평생 매일같이 맛보고 싶어하는 통증이다.

적극적 정서는 활력 증진제

그러고 보면 선현들이나 철학자, 학자들은 모두 웃음의 심오한 효용을 터득하고 있었던 것 같다. 노먼 커즌스 역시 웃음 등의 적극적 정서는 '활력 증진제'라며 다음과 같이 단언했다.

"오늘날에는 과학적 연구 결과, 인간의 뇌에서 엔도르핀(쾌락물질)의 존재를 확인했다. 엔도르핀은 분자구조나 효과의 관점에서 모르핀과 흡사한 물질로, 말하자면 인체 자체에 구비된 마취제이자 이완제로 인간이 고통을 참을 수 있도록 도와주는 효과가 있다. …… 적극적인 정서가 엔도르핀을 활성화시키는지 어떤지는 아직 알 수 없다. 그러나 병과 싸워 이기겠다고 결의한 사람들이, 불안으로 신경과민에 걸린 사람보다 병으로 인한 극심한 통증을 잘 참아낸다. 이러한 결과는 지금까지의 연구에서도 충분히 밝혀진 사실이다."

그의 이러한 확신과 예언은 그 후로도 끊임없이 입증되고 있다.

▪ 웃음으로 치료하는 의사, 패치 아담스 ▪

패치 아담스의 이야기가 영화로 만들어지다

패치 아담스(Patch Adams)는 노먼 커즌스와 마찬가지로 웃음 치료를 그만의 독특한 감성으로 실천하여 널리 알린 의사이다. 패치 아담스는

'패치(반창고)로 상처를 치유한다'는 의미의 애칭이며 원래 이름은 헌터 아담스이다.

그의 이야기가 1998년에 영화로 만들어졌는데, 바로 명배우 로빈 윌리엄스 주연의 〈패치 아담스〉라는 영화이다. 인생의 절망 속에서 허우적대면서도 환자들을 웃기고 미소 짓게 함으로써 자기 인생까지 구원한 한 의사의 이야기를 담고 있는 이 영화는 깊은 감동의 여운을 남겼다. 유머와 페이소스 넘치는 인물상인 주인공을 로빈 윌리엄스가 기가 막힌 연기로 소화해냈다.

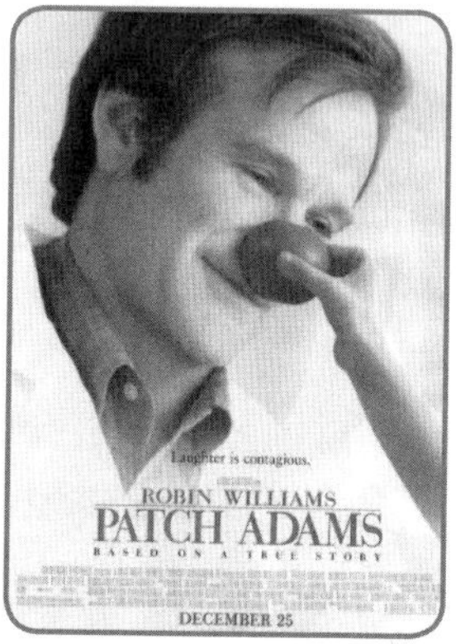

영화는 조용한 피아노 선율과 함께 시작된다. 멀리 눈으로 덮인 산길을 버스가 달린다.

"나는 눈보라 속을 헤매고 있었다. 제자리만 맴도는 너무도 약한 나의 모습. 내 안식처는 어디에 있는가……."

그는 인생의 한복판에서 길을 잃어 어두운 숲 속을 방황하고 있었다.

자살충동으로 정신병원에 입원

아담스는 9세 때 아버지를 여의고 각지를 전전하면서 삶의 방향을 잃고 자살충동에까지 시달리다 결국 1969년 자진해 정신병원에 들어갔다. “나와 외부세계 사이에는 틈이 있다……”라고 그는 말했다.

그는 다람쥐 환영에 시달리는 환자 루디와 같은 병실을 쓰게 되는데, 어느 날 함께 큰 소동을 피우다 루디의 광희에 공감하게 되었다. 그렇게 아담스의 타고난 유머감각이 살아나면서 병원 환자들도 얼굴에 밝은 빛을 띠며 폭소를 터뜨렸다.

“그렇다!”

아담스는 살아있는 광명을 발견했다. 마음이 병든 사람들을 돕고 싶다고 생각한 그는 2년 후 염원하던 버지니아 의과대학에 입학했다. 나이 많은 의대생이었지만 타고난 유머감각과 실행력으로 학생들 사이에서 공감을 얻기 시작했다. 그중에는 미녀 의대생 카린도 있었다.

아담스는 침대 번호로 환자를 부르는 비인간적인 의료현장에 반발하기도 하고, 소아암 병동에 몰래 들어가 관장용인 빨간 고무공을 코에 붙이고는 피에로 흉내를 내며 아이들에게 웃음을 선사했다. 누워있던 아이들은 반짝이는 눈동자로 침대에서 일어나 폴짝폴짝 뛰며 즐거워했다.

그는 의대 학우들에게 말했다.

“상대가 사람인 이상, 그들 속으로 뛰어들어야 해. 마치 바닷속에 뛰어들듯이 말이야.”

사랑하는 이의 죽음과 퇴학처분 선고

"규칙에 따르도록!"

의대의 학장은 아담스에게 반발하고 미워했다.

"꿈은 의사를 만들어주지 않아. 의사를 만드는 사람은 바로 나지."

학장의 방해에도 아담스는 포기하지 않았다. 그 자유분방함에 질려 있던 카린도 아담스의 성적이 상위권인 사실에 놀랐다. 그리고 두 사람은 사랑에 빠지게 되는데 갑작스런 비극이 찾아왔다. 아름다운 그녀는 정신병을 앓던 한 환자에게 살해당하고 말았다.

아담스는 깊은 실의에 빠져 의사의 꿈까지 접으려고 했으나 병상에서 구원을 요청하는 사람들이 그를 기다리고 있었다. 그는 산속에 무료진료소를 짓고 다시 동료들과 환자들을 보살피느라 분주한 나날을 보내고 있었다.

그런 그에게 대학측은 퇴학처분을 내렸다. 이에 이의를 제기한 아담스와 대학측이 맞선 장면이 바로 이 영화의 클라이맥스다. 그는 그 자리에서 상단의 대학측 이사들에게 물었다.

"의사란 사람들을 돕는 직업이 아닙니까? 언제부터 잘나신 직업이 되었습니까? '선생님, 부디 이쪽으로!', '상석에 앉으셔야죠!', '역시 방귀 냄새도 향기롭군요!'"

무표정한 이사들의 모습이 비쳐지고 그의 열변은 계속된다.

"예전의 의사들은 환자를 돕는, 박식하고 믿을 수 있는 친구였습니다. 고통으로 도움을 청하는 사람에게 문을 열어주고 용기를 북돋우며 열이 내리도록 물수건을 대주었지요.”

법정에서의 외침

“병마와 싸우는 자리에서 가장 큰 적은 바로 ‘무관심’입니다. 의사는 환자와 거리를 두라고 배웁니다. 하지만 인간은 서로 접촉을 하면 반드시 영향을 주고받습니다. 그런데 의사와 환자 사이에는 허용되지 않는 겁니까? 그런 가르침은 잘못되었습니다. 의사의 의무는 죽음을 멀리하는 것이 아니라 삶의 질을 높이는 것입니다. 상대가 병이라면 질 수도 있지요. 그러나 인간이 상대라면 결과가 어찌 되든 의사가 이기는 것입니다.”

아담스는 2층을 가득 메운 의대생들을 바라보며 외쳤다.

“생명의 기적에 무감각해지지 않도록! 인체의 놀라운 작용에 경외의 마음을 갖도록! 중요한 것은 이런 마음이지 성적 따위가 아니야. 성적 편중이 목표를 흐리게…….”

학장의 제지에도 아랑곳하지 않고 아담스의 열변은 이어졌다.

“의사가 되기 전에 먼저 인간이 되자!”

쥐 죽은 듯이 조용하게 경청하는 학생들의 표정, 표정, 표정…….

“타인이나 친구, 아니면 전화 상대 누구와도 대화하는 능력을 키우기를!”

뒤쪽에 나란히 서있는 간호사들의 눈빛.

"저 뒤에 있는 간호사들과도 친구가 되자. 매일 환자들의 피와 소변으로 범벅이 되는 그들은 훌륭한 선생님이다. 심장이 살아있는 교수를 가까이 하라. 배려하는 마음을 지녀라!"

그리고 그는 다시 단상 쪽으로 몸을 돌렸다.

"저는 진심으로 의사가 되고 싶습니다. 제 모든 것을 잃었지만, 동시에 모든 것을 얻었습니다. 병원의 환자나 직원들과 지내며 함께 울고 웃었습니다. 평생 그렇게 살고 싶습니다. 신이 그 증인입니다. 오늘 결론이 어떻게 나든 저는 의사가 되어 보일 겁니다. 세계 제일의 의사가! 여러분들은 제 졸업을 방해하고 면허와 흰 가운을 뺏을 수는 있습니다. 하지만 저의 배우려는 의지를 꺾을 수는 없을 것입니다."

교수진의 침묵. 그리고 그곳에 들이닥친 아이들. 그가 용기를 줬던 소아암 병동의 아이들이 일제히 늘어섰다. 그리고 예의 빨간 고무코를 붙이고는 힘껏 미소를 지었다.

"고마워, 얘들아……."

아담스는 감격에 겨워 울음 섞인 웃음을 지었다.

졸업식에서도 웃음을 선사

휴식 후 대학측은 이렇게 결론을 내렸다.

"자네는 우리 의사들을 비판했네. 의학계의 전통이 너무 완고하다고 말일세. …… 하지만 삶의 질을 높이고자 한 자네의 노력에는 아무런 잘못이 없다고 생각하네. 자네는 기존의 의료법과 이념을 좋은 방향으로 이끌고자 했어. 환자들을 위하는 마음에도 경의를 표하네. 성적도 아주 좋으니 아무도 자네의 졸업을 막을 순 없지."

그제야 식장을 빼곡히 메운 사람들에게 안도의 미소가 퍼졌다.

"눈살을 찌푸릴 만한 언동이 있긴 했지만, 자네가 올린 횃불이 의학계 곳곳에 널리 퍼지기를 기대하겠네."

전원 기립 박수. 박수 소리는 수그러들 줄 모르고 울려 퍼졌다. 그리고 졸업식 장면이 이어졌다. "여러분은 이제 의사입니다!"라는 학장의 축사에 이어서 호명에 따라 졸업생들이 단상에 올랐다.

"닥터 패치 아담스!"

그의 이름이 불려지자 졸업식장 여기저기서 웅성거렸다.

사각모에 검은 가운 차림으로 학장에게 증서를 받아든 아담스에게 학장은 "체제에 순응하기로 했나보군"하며 빈정댔다. "예, 물론이죠"라고 대답하며 그가 졸업식장 쪽으로 엉덩이를 치켜들고 절을 하자, 드러난 가운 속은 완전 알몸이었다. 식장은 놀람과 고소와 폭소, 그리고 우레 같은 박수갈채가 이어졌다.

보기 좋게 한 방 먹인 아담스의 웃는 모습과 함께 스톱모션. 자막이 덮인다.

무료로 15,000명 이상의 환자를 치료

"그 이후 12년간 패치 아담스는 무료로 15,000명이 넘는 환자를 치료했다. 현재는 웨스트버지니아에 '건강한 클리닉'을 건립 중이다. 이에 그와 뜻을 함께 하고자 하는 1,000명 이상의 의사가 참가신청을 하고 있다."

피아노 선율, 그리고 페이드아웃…….

출연자막 뒤로 흐르는 노래도 잊혀지지 않는다.

"거기서 여기까지 기나긴 여정, 기나긴 시간, 겨우 나의 시대가 왔다. 느껴지는가, 바람의 변화를. 내 앞길을 막을 것은 없다. 나를 억누르는 것도 없다. 해방된 세상. (중략) 기나긴 밤 어둠 속에서 헤매다 겨우 발견한 햇빛. 품었던 꿈이 이뤄지고 파란 하늘에 손이 닿는다. 타오르는 불 속을 뚫고 빗속을 헤쳐 나간다. 그러나 나는 좌절하지 않는다. 내 심장을 언제까지나 믿으니까."

이 영화는 DVD 등으로 관람이 가능하므로 꼭 가족이 함께 보기를 추천한다. 마음에 스며드는 감동 속에 빠져보기 바란다.

2장

웃음의 면역력으로 암도, 아토피도 사라진다

▪ 웃으면 면역력이 강해진다 ▪

암, 감염증과 싸우는 NK세포

웃음의 가장 큰 효과는 '면역 효과'이다. 말하자면 '웃음의 면역력'. 면역력은 생명력이기도 하다. 즉, 웃음은 '생존력'을 파워 업(power up) 시켜 준다.

웃으면 NK(natural killer)세포가 증가한다. 이 사실은 이제 많은 사람들이 알고 있다. NK세포는 암세포를 공격하는 중요한 작용을 한다. 다시 말해 암과 싸우는 병사들이다. 또 체내에 침입한 바이러스나 병원균 등도 공격해 격퇴한다.

《의학대사전》을 보면 NK세포에 대해서 이렇게 설명하고 있다.

"NK세포는 표적세포와 결합해 그 세포를 융해한다. NK세포는 림프계 세포로 말초혈, 말초림프조직에 분포하며 이종세포를 공격한다. 생체 내에서는 바이러스 감염방어, 항종양작용(항암작용), 특히 암의 전이 억제작용을 하고 골수세포나 항체생산세포의 분화에도 조절 역할을 담당한다."

우리가 웃으면 순식간에 체내의 NK세포 수가 늘어나 활성화되며 증강된다. 따라서 웃음은 암이나 감염증과 싸우는 전투력을 단번에 높여 준다. 그러고 보면 웃음에는 극적 효과가 있는 셈이다.

웃지 않으면 암 또는 각종 질병에 노출된다

우리 몸속에서는 건강한 사람이라도 하루에 3,000~5,000개의 암세포가 생성된다. 그런데 NK세포는 그 암세포를 찾아내 파괴시킨다. NK세포는 암세포에 달라붙어 세포막을 찢고 암을 파괴하여 암의 발생을 막아낸다.

우리가 많이 웃으면 여타의 각종 면역세포군도 활발해진다. 또 전반적인 면역력도 더 강해진다. 게다가 웃음은 아토피성 피부염이나 천식, 화분증에도 효과를 발휘한다.

그런데 스트레스, 성냄, 불안 등 다양한 원인으로 '웃음'과 '평온함'이 사라지면 NK세포 같은 면역세포의 작용이 약해져 암 또는 각종 질병이 발병하기 쉬워진다. 이런 사실을 알고 나면 웃음을 절대 가볍게 볼 수 없을 것이다.

노먼 커즌스는 저서 《웃음의 치유력》에서 이렇게 강조하고 있다.

"미래가 절망적이더라도 인간의 몸과 마음에 잠재된 재생능력을 결코 과소평가해서는 안 된다."

▪ 고대 그리스에서 희극을 질병 치료에 활용 ▪

웃음 한가득 만담으로 NK 활성 측정

"기원전 중국 의학서에도 웃음이 건강에 좋다는 내용이 적혀 있고, 고대 그리스에서도 희극 관람이 질병 치료법으로 간주되었다."

〈웃음학 연구〉(No. 8, 웃음학회편)에 발표된 니시다 모토히코(西田元彦) 의사의 연구 성과에 주목하자.

니시다 의사는 초기 면역능력 지표의 하나인 NK세포 활성을 만담을 듣기 전과 후에 측정하였다. 실험대상은 총 26명으로 건강한 사람이 22명이고 그 밖에 류머티즘 환자 1명, 고혈압 환자 2명, 갑상선기능항진증 환자가 1명이었다(남성 6명, 여성 20명).

2000년 6월 3일 도요하시문화센터에서 만담회를 개최했다. 무대에는 최고로 인기 있는 만담가들이 올라가 약 1시간 50분간 굉장한 웃음을 선사해 주었다.

만담 소재는 단순하면서도 유치하게 웃긴 이야기들을 해달라는 주최자의 요청에 따라 고전 만담으로 선정했다. 그리고 실험 30분 전에 참가자 전원을 채혈해 NK세포 활성을 검사해 두었다.

세 가지 방식으로 웃음 레벨을 측정

NK세포 활성 측정 외에도 각자 만담을 들었을 때의 웃음 레벨을 확인하기 위해 만담을 들은 후에 ❶ 표정평가법, ❷ 언어적 방법, ❸ VAS(visual analogue scale)법이라는 세 종류의 설문조사를 실시했다.

이 중에서 ❸ VAS법은 명칭만 그럴듯할 뿐, 사실 10cm의 가로선을 자처럼 사용하는 측정법이다. 좌측 끝의 0은 '전혀 웃기지 않았다'이고 우측 끝의 10cm는 '매우 웃겼다'로, 10cm 눈금 위에 자신이 느낀 '웃음 정도'를 ○표로 기입하도록 했다. 이 방법은 간단하지만 상당히 정확한 결과가 나온다.

설문용지에는 "이번 만담을 듣고 현재 기분에 가장 근접한 내용에 ○표 해주세요"라는 질문 아래 ❶~❸의 설문을 준비했다. ❶과 ❷는 다섯 단계 평가이고, ❸은 정량적으로 '기분'을 도식화할 수 있다. 이렇게 문장이나 일러스트로 표시하면 '이거다' 하고 즉답할 수 있고, 객관적인 평가가 가능해진다.

재밌다, 유쾌하다, 포복절도했다

자, 그럼 만담을 통한 웃음의 효과 정도는 어떻게 나왔을까?

❶ 표정평가법 : 이 평가법의 웃음 레벨은 '최고의 웃는 얼굴'이 만담을 듣기 전에는 1명도 없었는데, 들은 후에는 7명이 되었다. 두 번째로 즐거운 얼굴도 0명에서 11명으로 증가하여 결과적으로 만담 체험 전과 비교해 웃는 얼굴 레벨이 상승한 사람은 24명, 저하된 사람은 불과 1명, 변화가 없었던 사람은 1명으로 성적이 좋았다.

세 가지 방식의 웃음 레벨 측정 결과

❶ 표정평가법에 의한 결과

만담을 듣기 전

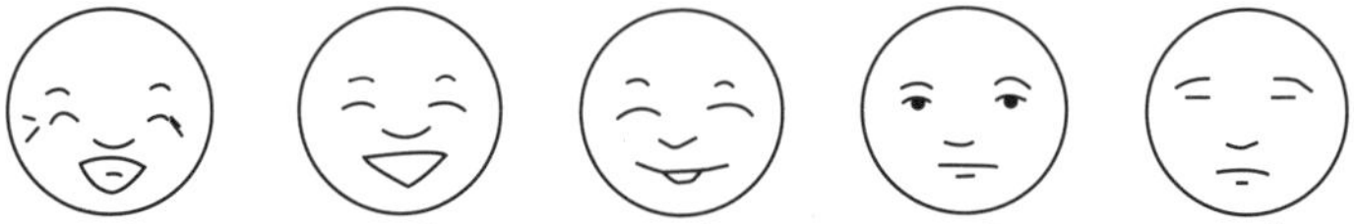

만담을 들은 후

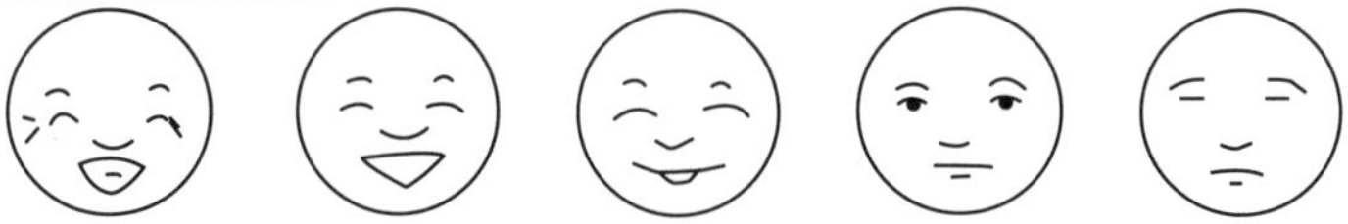

❷ 언어적 방법에 의한 결과

· 전혀 웃기지 않고 다른 사람이 웃고 있는 것이 이상했다.	0명
· 그다지 웃기지 않지만 때로 다른 사람을 따라 웃었다.	0명
· 웃기는 부분에서는 가끔 웃었다.	5명
· 유쾌하고 즐겁게 웃었다.	13명
· 배꼽이 빠질 정도로 마음껏 웃었다.	8명

❸ VAS법에 따른 평가

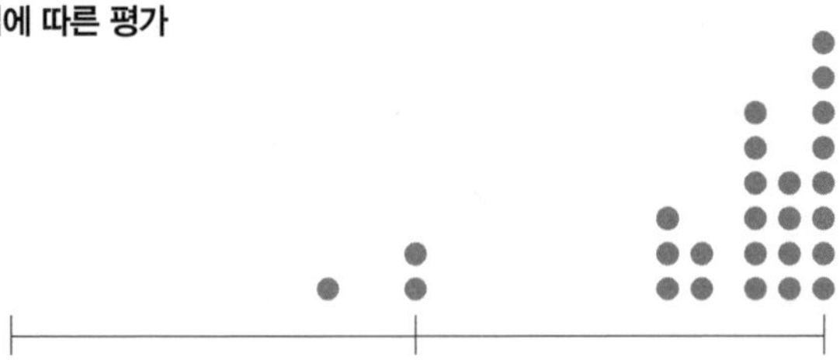

* 자료 : 〈웃음학 연구〉(No. 8)

❷ **언어적 방법 :** 이 방법에서도 '재밌다'가 5명, '유쾌하다'가 13명, '포복절도했다'가 8명으로 매우 좋은 평가가 나왔다.

❸ **VAS법 :** 이 평가에서는 '매우 웃겼다'에 가장 집중되었다.

이상과 같이 "이번 웃음 강좌는 최고 레벨은 아니지만 중간 이상의 웃음 레벨을 나타내고 있다"고 논문에 결과를 보고하고 있다.

많은 웃음으로 참가자 85%의 NK 활성이 증가

그렇다면 주목해야 할 NK세포 활성은 어떻게 변화했을까?

웃음 체험 전후에 측정한 NK 활성은 26명 중 18명(69%)이 웃음 체험 후 상승했다. 또 NK 활성이 저하한 9명 중 7명은 웃음 체험 전의 수치가 원래 NK 활성의 표준치(35~55%)보다 높은 사람이었다. 따라서 NK 활성이 낮았던 사례는 단 1명인 셈이다.

다음으로 '웃음을 강하게 실감했다'는 A그룹과 '웃음을 별로 실감하지 못했다'는 B그룹을 비교해 보았다. A그룹은 표정평가법에서 웃는 얼굴이 두 단계 상승했고 언어적 방법에서 '배꼽이 빠질 정도로 마음껏 웃었다'고 응답한 13명이고, 그 밖의 사람들을 B그룹으로 보았다.

❶ **A그룹 :** 웃음 체험 후에 13명 중 11명(85%)의 NK 활성이 증가했다. 이 중 NK 활성이 저하된 1명은 원래 수치가 NK 활성 표준치보다 높았던 사람들이었다. NK 활성의 변화도는 5.5%로, 전체 변화도 3.8%와 함께 통계학적으로도 분명한 증가가 확인되었다.

NK 활성의 변화 – 많이 웃은 사람일수록 NK세포 증가

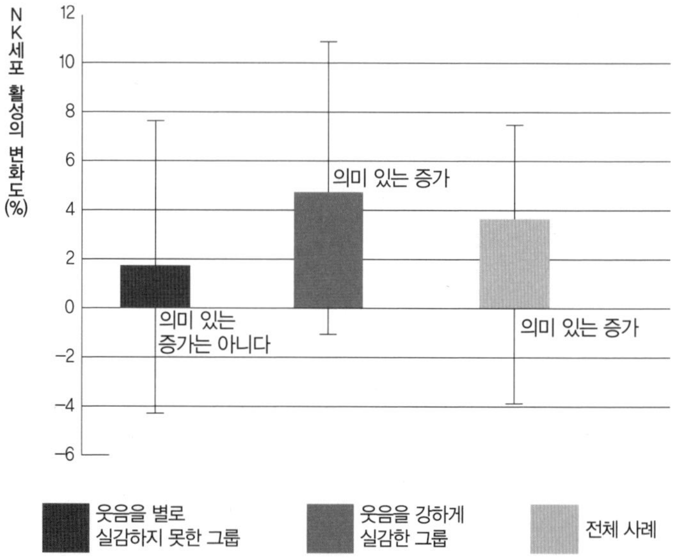

* 자료 : 〈웃음학 연구〉(No. 8)

❷ **B그룹 :** NK 활성의 변화도는 불과 1.6%로, "통계학적으로 볼 때 명확하게 증가했다고 말할 수 없다"라고 논문에서 밝히고 있다.

스트레스를 받으면 NK 활성이 저하

NK세포는 그야말로 인체 자연면역의 중심적 역할을 완수하고 있다. 따라서 그 활성은 면역능력을 나타내는 지표가 된다.

"또 NK세포는 다른 T세포나 B세포 같은 면역세포와 달리, 자연 그

대로의 상태로 암화세포, 감염세포를 가장 먼저 인식해 살상하는 작용을 한다. 다시 말해서 생체를 암이나 감염증으로부터 방어하는 중요한 기능을 한다." 〈웃음학 연구〉(No. 8)

최근 이 NK세포는 다양한 스트레스로 인해 변화된다고 한다. 여러 연구 보고에 따르면 육체적 스트레스, 정신적 스트레스에도 NK세포 활성은 저하되며 우울증 환자 역시 NK세포 활성이 떨어진다고 한다. 이와 반대로 NK 활성이 증가되는 경우도 있다. 그 원인은 바로 '웃음'이다.

웃으면 암세포 억제물질인 인터페론도 소비된다

(피험자 16명)

웃기 전		웃은 후	웃기 전		웃은 후
100	↘	28	29	↘	21
17	↘	11	27	↘	16
20	↘	9	53	↘	41
18	↘	11	38	↘	30
28	↘	20	37	↘	18
22	→	23	18	↘	6
23	↘	20	56	↘	48
27	↘	9	24	↘	20

웃게 되면 증가된 인터페론이 활발하게 작용하면서 암세포를 퇴치하므로 그 수치가 감소된다(일본텔레비전 계열 〈원더존〉 방송에서 작성).

*** 자료 : 《'웃음'으로 기적이 자꾸자꾸 일어난다》 후지모토 겐코 · 간바라 아라타 저**

웃음으로 류머티즘 환자도 개선

요시노 신이치(吉野愼一) 의사는 전문지 〈심신의학〉에 '관절 류머티즘 환자에 미치는 웃음의 영향'을 발표했다.

만담을 들려주고 면역계와 신경내분비계의 변화를 관찰한 결과 NK세포 활성에 변화는 발견되지 않았다. 그러나 대신 류머티즘 등에서 이상을 표시하는 면역지표 중 하나인 CD4/CD8 값이 개선되는 변화가 보고되었다.

"우리는 실험을 통해 웃음의 레벨이 높으면 NK세포 활성도 따라서 상승한다는 사실을 더욱 분명하게 증명할 수 있었다. 이번 검토는 웃음이 암이나 감염증을 예방하는 건강법의 하나로서 적극적으로 생활 속에서 수용해 갈 필요성을 나타내는 근거라 할 수 있을 것이다"라고 니시다 모토히코 의사는 희망을 담아 결론지었다. 아울러 웃으면 암 증식을 억제하는 인터페론(세포증식 억제, 항바이러스작용 등 면역을 활성화시키는 물질)이 소비되는 사실도 증명되었다.

▪ 암세포를 공격하는 믿음직한 NK세포 ▪

NK세포가 암세포에 달라붙어 녹이다

이타미 지로(伊丹仁朗) 의사의 '웃음과 면역능력' 연구에 따르면, 많이 웃은 후에는 면역세포가 더욱 활발해진다고 한다. 그래서 암세포 등 병원체를 향한 공격력도 크게 높아지는 것으로 밝혀졌다. 웃음으로 활발해진 NK세포가 과감하게 암세포의 세포막에 공격을 취하고 있는 모습도 현미경 촬영되었다.

그런데 우리가 몸과 마음에 스트레스를 받으면 NK세포 활성은 왜 저하되는 걸까? 그 메커니즘을 살펴보자.

스트레스를 받으면 코르티솔 농도가 상승

심신에 심한 스트레스를 받으면 뇌의 시상하부에서 부신피질자극호르몬방출호르몬(CRH)이라는 물질이 나와 뇌하수체를 자극한다. 그러면 뇌하수체로부터 부신피질자극호르몬이 분비된다. 그 자극으로 부신피질에서 코르티솔이 생산되어 방출되는데, 이것은 스테로이드 호르몬의 일종이다.

코르티솔은 단백질과 지방을 분해해 혈당치를 상승시키고 면역을 억제시키는 작용이 특징이며, 심한 스트레스를 받을수록 혈중농도는 급격하게 상승한다. 그래서 '스트레스 호르몬'이라는 별명이 붙어있기도 하다.

스트레스를 최대로 받았을 때 혈중농도는 20배 이상 폭발적으로 증가한다. 그 효과의 반감기는 8~12시간이다. 따라서 혈중 코르티솔 농도를 측정하면 스트레스를 어느 정도로 받고 있는지 일목요연한 척도가

우울증의 증상 – 스트레스 호르몬인 코르티솔이 최대 20배나 급증

신체적 증상	두통, 머리 무거움, 현기증, 목이나 어깨 결림, 불면, 성욕감퇴, 과식, 거식, 구강건조증, 미각 이상, 구역질, 구토, 목의 위화감, 변통 이상, 대장과민증, 신경성 빈뇨, 명치 통증, 흉부압박감, 심계항진, 근육통, 동통, 생리불순(여성), PMS(여성) 등
정신적 증상	우울감, 항우울감, 불안감, 근심증, 잦은 푸념, 열등감, 소심증, 죄악감, 자취증, 짜증, 고독감, 고립감, 자살충동, 무기력, 망상증, 의존증, 집중력 저하, 판단력 저하, 기억력 저하, 흥미 및 관심 저하 등

＊ 자료 : 《웃으면 면역력이 좋아진다》 다카도 베라 저

된다. 실제로 우울증에 빠진 사람의 대부분이 '스트레스 호르몬' 수치가 높다. 우울증은 그 증상만 봐도 스트레스가 원인인 병이 틀림없다.

체내의 NK세포 같은 면역세포군은 코르티솔의 농도가 증가하면 작용이 억제되고 그 수는 급격히 떨어진다. 그 때문에 면역력 전체가 빠르게 저하되어 버린다. 정리해 보면 ❶ 스트레스 → ❷ 혈중 코르티솔 상승 → ❸ NK세포 감소 → ❹ 면역력 저하가 되는 것이다.

'웃음'으로 코르티솔을 분해 · 배설

그런데 만담을 듣고 웃으면 이 코르티솔 수치가 한층 낮아진다고 한다. 소리 내어 크게 웃으면 산소가 대량으로 혈액 속에 들어오기 때문이라는 메커니즘이다.

이렇게 흡수된 산소로 인해 코르티솔은 산화 · 분해 · 대사되어 소변으로 배설된다. 그러면 면역세포가 받아들이는 산소량이 더 늘어나면서 NK세포 등의 작용이 활발해진다.

이 메커니즘이 해명되면서 의료 현장에서는 '웃음'을 의료 도우미로 도입하려는 움직임이 급속하게 추진되고 있다. 결국 우리가 웃는 행위에는 다 이유가 있었다.

웃음은 횡격막을 상하로 크게 움직이게 하는 복식호흡으로, 체내에 산소를 대량으로 받아들여 코르티솔을 분해한다. 그리고 뇌 속에 베타엔도르핀을 분비시켜 '분노'와 '공격' 호르몬인 아드레날린을 중화 또는 소거한다. 이런 과정을 통해 우리는 스트레스나 병으로부터 몸을 보호한다.

인류에게 선사된 궁극의 방어시스템

요컨대 '웃음'은 인간이 태어날 때부터 이미 준비된 중요한 방어반응이라 할 수 있다. 인간의 몸은 애당초 스트레스를 해소하기 위해 웃는 행위를 하도록 정해져 있었다. '웃음'은 바로 수십억 년 전 DNA를 창조한 신이 인류에게 선물한 궁극의 방어시스템이다.

그러므로 사용하지 않으면 손해다. 웃을수록 생명력은 강해지고, 웃을수록 감염증이나 암에 걸릴 확률은 낮아질 테니까.

▪ NK세포의 공격력을 상승시켜주는 펩티드 ▪

NK세포의 영양원이 되는 펩티드

우리가 웃으면 약해져 있던 NK세포를 활성화시키고 파워 업시키는 강력한 조력자가 분비된다. '웃음'이 지닌 자극으로 뇌 속에서 펩티드가 대량으로 분비되는 것이다. 《의학대사전》을 보면 "펩티드란 두 가지 이상의 아미노산이 결합한 것으로, 단백질과는 달리 생물활성을 지닌다. 호르몬이나 미생물이 생산하는 항생물질도 펩티드의 일종이다"라고 설명하고 있다.

이러한 펩티드는 혈액이나 림프액을 타고 우리의 온몸으로 운반된다. 이는 일종의 정보전달물질인 셈이다. NK세포 표면에 펩티드가 달라붙으면 NK세포의 기능은 활성화된다. 즉, 암세포에 맞서는 공격력이 상승되는 것이다. 그러므로 펩티드는 NK세포의 '활력원'이다.

'웃음'으로 면역력이 증강되는 구조는 ❶ 웃음 → ❷ 뇌 속의 펩티드 → ❸ NK세포에 펩티드 결합 → ❹ NK세포 활성화 → ❺ 혈중에 산소를 받아들임 → ❻ 코르티솔 분해 → ❼ NK세포 더욱 활성화 → ❽ 암, 감염증에 대한 저항력 증대로 정리할 수 있다.

▪ 웃음이 감기 안 걸리는 비결 ▪

코미디 영화를 본 학생들에게서 면역글로불린 급증

글로불린이란 알부민과 함께 동·식물계에 널리 존재하는 단순단백질군을 말하며, 면역글로불린이란 항체와 거기에 구조적으로 관련된 단백질의 총칭이다.

면역력을 측정하는 기준의 한 가지가 면역글로불린 A이다. 특히 감기를 예방하는 데 꼭 필요한 성분이다. 역시 '웃음'이나 '감정의 변화'에 따라 분비량에 차이가 생기는 것으로 추측된다.

웨스턴 뉴잉글랜드대학의 딜런 박사팀의 실험이 흥미롭다. 10명의 학생에게 재미있는 코미디 영화와 웃기지 않은 영화를 30분씩 보여주고, 그 전후에 타액 속 면역글로불린 A의 양을 측정했다.

그 결과, 코미디 영화를 본 후에 면역글로불린 A의 양이 눈에 띄게 증가했다. 반면에 웃기지 않은 영화의 경우에는 변화가 없었다. 또 평소부터 유머 있고 많이 웃으며 생활하는 학생은 면역글로불린 A의 양도 높은 수준으로 나타났다. 결론적으로 '웃으며 생활하면 감기도 피해 간다'고 말할 수 있다.

▪ 아토피인 사람은 웃지 않는다? ▪

요즘에 웃고 사는가

"아토피인 사람은 웃지 않는다!?"

이 말에 약간 뜨끔한 사람이 있을 것이다. 이것은 일본의 아토피 치료 전문지 〈아토피 나비〉(145호)의 특집기사다.

또 이런 말도 있다.

"암에 걸린 사람은 웃지 않는다."

항상 밝은 모습으로 싱글벙글 웃는 사람에게 아토피나 암은 먼 나라 이야기다. 아토피 치료 전문지 〈아토피 나비〉에서도 "웃음이나 음악으로 우리 마음을 안정시켜주는 것이 아토피를 이겨내는 데 중요하다"고 강조한다.

아토피성 피부염 역시 '웃음'으로 증상이 호전되었다는 보고가 있다. 또 류머티즘의 통증이 완화되었다는 임상보고까지 있을 정도다. 웃음이야말로 백약 중의 으뜸이다.

아토피는 알레르기 반응이 강하게 나타나면서 생긴다. 알레르기는 면역반응의 기본인 항원항체반응이 과잉으로 진행되었을 때 발병한다. 다시 말해 체내 면역시스템이 고장난 것이다.

그렇다면 동일한 면역시스템의 일종인 항원항체반응은 과연 웃음으로 개선될까? 〈아토피 나비〉를 보면 "코미디 영화를 보고 웃으면 알레르기 반응이 경감됨을 알게 되었다"라는 말이 나온다(기마타 하지메(木保肇) 의사, 사토병원 알레르기과 부장의 실험보고에서).

코미디 영화를 보고 아토피 증상이 호전되다

"모든 실험 참가자가 영화 〈모던 타임스〉를 보고 나서 아토피 증상이 나아졌다!"

어떻게 이런 결과가 나왔는지 구체적으로 설명해 보겠다.

알레르기가 있는 사람에게 찰리 채플린의 〈모던 타임스〉와 미스터 빈의 코미디 영화 시리즈(The Best Bits of Mr. Bean)를 보여주고 변화를 관찰했다. 여기에는 '프릭테스트'가 사용되었다. 프릭테스트는 팔의 피부 표면을 전용 바늘로 쿡쿡 찌르고 여러 가지 알레르겐 물질을 도포해 그 결과로 알레르겐을 지정하는 방법이다. 그 물질에 의해 알레르기 반응이 생기면 두드러기와 같이 피부가 부풀어 오르거나(팽진), 피부 표면이 빨갛게 변한다(홍진).

먼저 총 26명의 알레르기 환자들에게 미리 '팽진'을 일으켜 놓는다. 그리고 그 크기(직경 mm)를 측정한다. 이제 영화 〈모던 타임스〉를 보여준다.

이 영화는 컨베이어 시스템이 작동되는 근대 공장을 비꼰 채플린의 걸작이다. 그 벨트컨베이어 위에서 휘청거리는 채플린의 몸동작에는 누구라도 폭소를 터뜨리고 말 것이다. 이러한 웃음 실험은 받는 사람

웃기만 해도 아토피성 피부염이 좋아진다

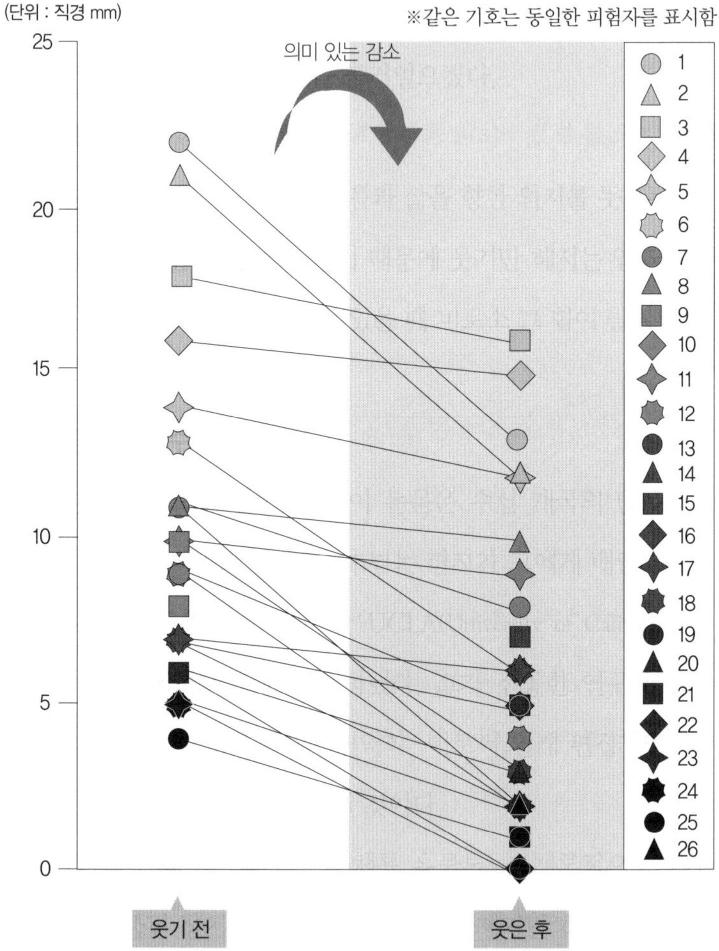

코미디 영화 〈모던 타임스〉 감상에 따른 알레르기 반응 실험 데이터로서, 모든 사례에서 팽진의 크기가 작아졌다.

* **자료 :** 〈Effect of humor on allergen–induced wheal reactions〉
기마타 하지메 의사의 실험보고

도 즐겁다.

그렇다면 웃음의 효과는? 놀라지 마시라! 웃은 후에 피험자 전원의 팽진 크기가 작아졌다. 한눈에 봐도 결과는 명확했다. 웃음의 효과로 알레르기(팽진반응)가 호전된 것이다. 웃는 것만으로 아토피성 피부염의 부기가 빠졌다. 이 정도라면 스테로이드처럼 부작용이 염려되는 약보다 훨씬 낫다.

미스터 빈의 영화를 보고 홍반이 줄어들다

영국의 희극배우 미스터 빈은 마치 아홉 살 꼬마같이 못된 장난을 치며 폭소를 유발한다. 이번에도 역시 알레르기 환자들은 미스터 빈의 코미디를 보기 전에 프릭테스트를 실시했다. 침으로 긁은 팔에 각각의 알레르기 반응을 일으킬 물질 ❶ 진드기, ❷ 삼나무, ❸ 고양이털, ❹ 히스타민을 발라 부기(팽진)나, 홍진(홍반)을 일으켜 놓는다.

그런 다음 미스터 빈의 코미디 영화를 보여주자 그의 익살맞은 연기에 한번 터지기 시작한 웃음은 멈출 줄을 모른다. 깔깔깔, 키득키득 웃고 즐긴 후에 피부 알레르기 반응을 측정하자 참가자 전원의 팽진과 홍반 크기가 줄어들어 있었다.

진드기, 삼나무 등 알레르겐이 무엇이든 웃는 것만으로 아토피성 피부염은 개선되었다. 게다가 웃은 횟수가 많은 사람일수록 상태는 더 좋아졌다. 물론 괴로운 가려움증도 줄어들었다. 이러한 '웃음'의 아토

미스터 빈의 웃음 효과로 홍반이 축소되다

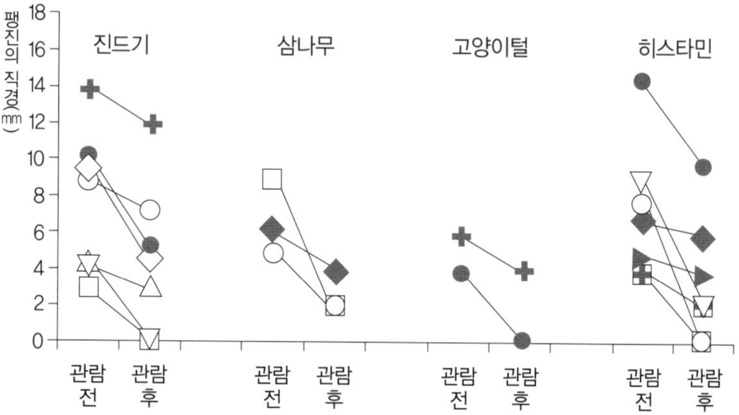

미스터 빈의 코미디 영화 시리즈(The Best Bits of Mr. Bean)를 보고 나서 알레르겐과 히스타민 유도로 생긴 홍반이 축소되었다. 모든 사례에서 팽진의 크기가 작아졌다.

* 자료 : 〈스트레스와 임상〉(제10호) 연구논문 '아토피성 피부염에서 웃음의 효과'

피 개선 효과는 웃은 다음 3~4시간이나 지속되었다.

이와 같은 결과는 노먼 커즌스의 실험과 통한다. 중증 교원병의 통증은 그가 웃은 후 3~4시간 동안 개선 효과가 지속되었다. 그래서 그는 아프기 시작하면 다시 코미디 영화 보기를 반복하였다.

▪ 가장 좋은 아토피 치료약은 웃음 ▪

항체 감소로 아토피가 개선된다

그냥 웃는 것만으로 괴롭던 아토피성 피부염이 좋아졌다. 그 기적의 메커니즘을 한번 살펴보자.

알레르기 반응 정도는 항체(IgE) 수치로 조사할 수 있다. 항체(IgE)는 체내에 침입한 이물질(항원 : 알레르겐)을 발견하면 그것을 향해 전력으로 공격하고 합체하여 체외로 배설한다. 이때 항체(IgE)가 필요 이상으로 많이 증식해 과잉 공격을 해버린다. 이것이 알레르기 반응이다.

따라서 IgE 수치가 높을수록 알레르기 반응이 심해지고, 반대로 수치가 낮으면 자연히 알레르기가 개선된다. 그 수치는 혈액검사로 알 수 있다.

그런데 IgE 수치의 증감에 크게 작용하는 존재가 있다. 그것이 헬퍼T세포이다. 인간 면역반응의 지휘관과 동일한 역할을 하며 1형(Th1), 2형(Th2)의 두 종류가 있다. 통상 이 두 지휘관은 서로를 억제하여 균형을 이루며 존재한다. 이 균형이 무너져 2형 쪽으로 기울면 갑자기 아토피에 걸리기 쉬운 체질로 바뀌게 된다.

이 시소와 같은 헬퍼T세포의 균형에 커다란 영향을 주는 것이 바로 웃음이다. 짜증과 스트레스에 파묻혀 생활하면 점점 2형 쪽으로 기울고, 편안하고 안정된 생활을 하면 2형은 점점 감소한다. 정리해서 말하하자면 ❶ 웃는다 → ❷ 릴렉스 → ❸ 2형 감소 → ❹ IgE 수치 감소 → ❺ 알레르기 반응 감소 → ❻ 아토피 개선이라는 메커니즘이 된다.

이러한 ❶~❻까지의 변화에 따라, 코미디 영화를 본 것만으로도 아토피(팽진, 홍반 등)가 수그러들었던 것이다. 그리고 웃기만 해도 순식간에 피부염 개선 효과나 나타나는 걸로 보아 웃음에는 속효성까지 있는 듯하다.

웃기만 해도 아토피 증상이 호전

"호전 사례의 90%가 웃었다."

웃음이 아토피를 호전시켰다는 귀중한 임상보고가 있다. 히라카타시에 있는 사토병원의 기마타 하지메 의사는 아토피성 피부염 환자 237명을 대상으로 12주 동안 추적 조사를 하였다. 진료 중에 남성별, 여성별로 '웃은 환자'와 '웃지 않은 환자'를 나눈 결과, 아토피 호전에 큰 차이를 보였다.

호전 사례와 비호전 사례를 조사하면 결과는 더 일목요연하다. 아토피 환자 237명 중 12주 동안에 호전된 사람은 197명이었다. 그중 웃은 사례는 177명으로, 전체 호전 사례의 약 90%를 차지한다. 90%나 웃었으니 개선되었다고 봐도 무방하겠다.

다음 그래프를 보면, 비호전 사례는 40명으로 그중 웃음을 보인 사람은 고작 4명이다. 즉, 아토피가 낫지 않은 사람 중에 웃은 사람은 10%

아토피성 피부염의 호전과 웃음

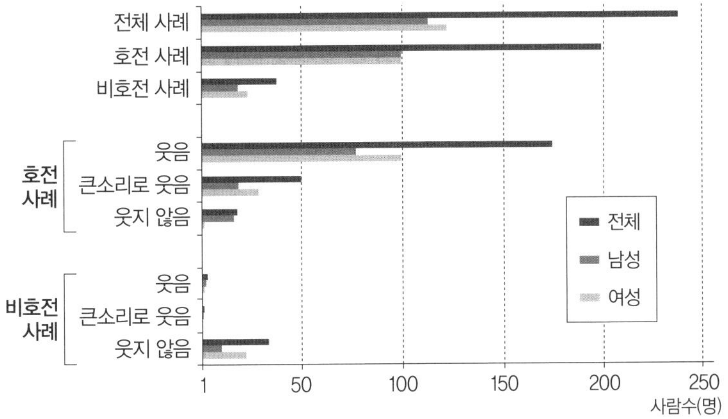

※ 전체 사례, 남성별, 여성별로 호전과 웃음의 유무를 표시함.

※ '큰소리로 웃음'에 해당하는 사람수는 웃었던 사람 중에 크게 웃은 수를 표시함.

*** 자료 : 〈스트레스와 임상〉(제10호) 연구논문 '아토피성 피부염에서 웃음의 효과'**

에 지나지 않았다. 그 차이는 너무나도 대조적이었다. 비호전 사례의 40명도 많이 웃었다면 약 90%는 호전되지 않았을까?

고통스러운 아토피 증세에 차도가 있다면 웃음은 저절로 솟아날 것이다. 그러면 웃음의 효용으로 아토피는 더욱 호전되고 그 기쁨에 방실방실 웃음을 띠면, 아토피는 더욱더 좋아지지 않겠는가. 이것이 바로 웃음의 기적이다.

웃음이 아토피 치료에서도 가장 좋은 치료법으로 입증되었다. 게다가 기마타 하지메 의사는 알레르기 반응을 억제하는 내복약만 사용했을 뿐, 강력한 부작용이 문제시되는 스테로이드제는 일절 쓰지 않았으며 다양한 생활지도도 병행했다. 그 결과 이 클리닉의 개선율은 90%가 넘는다.

▪ 엄마 웃음이 아기의 알레르기를 호전시킨다 ▪

활짝 웃는 얼굴로 모유를 먹이면 아기의 알레르기 반응이 줄어든다

"알레르기 질환을 웃음으로 극복하자!"

이는 획기적으로 웃음과 아토피 치유 간의 관계를 증명한 기마타 하지메 의사의 제언이다. 그의 연구 성과는 영자 논문으로 〈JAMA〉라는 미국 의학잡지에도 발표되었다. 이 논문이 미 의학계에 던진 충격은 말할 필요가 없을 것이다.

기마타 의사는 미국 UCLA에서 유학하며 알레르기학과 유머학을 공부했다. UCLA라 하면 바로 '웃음의 전도사' 노먼 커즌스가 정신면역학 교수를 맡고 있는 대학이다. 아마 그도 커즌스의 유머 의학 훈도를 받았을 것이다.

현재 기마타 의사는 오사카에서 유머를 연구하는 한편, 갓난아기에서 87세 고령자에 이르는 아토피성 피부염 환자들을 스테로이드 호르몬 없이 치료하고 있다. 또한 그는 일본 웃음학회 회원으로 그 기관지

〈웃음학 연구〉(No.12)에 '웃음 실험'의 뒷이야기를 수록했다. 일부 요약하여 소개하면 다음과 같다.

"아토피성 피부염 환자들은 거의 매일 웃지 않고 생활한다. 그러나 그러던 환자가 찰리 채플린 등의 코미디 영화를 보고 웃자 알레르기 반응이 약해졌다. …… 나아가 수유할 때에 엄마가 웃는 웃음에 아토피성 피부염이 있는 젖먹이 아기들의 알레르기 반응이 약해졌다. 수유할 때는 꼭 활짝 웃어주기 바란다."

웃음은 호르몬 분비량도 좌우한다

옛 어른들 말씀에 "웃는 얼굴로 아기에게 젖을 주면 잘 자란다"라는 말이 있다.

먼저 기마타 의사는 아토피성 피부염 환자에게 지방간이 많은 사실에 주목했다. 지방간은 푸아그라와 같이 간에 지방이 축적되는 증상으로 원인은 말할 필요도 없이 과식이다. 그것을 증명하듯이 아토피성 피부염과 지방간이 있는 사람은 식욕 억제 호르몬인 렙틴(leptin)의 수치가 높게 나타났다.

"렙틴은 음식물 섭취 과다를 억제하고 지방간의 경고나 예방 역할을 하는 건지도 모른다." 기마타 의사, 〈웃음학 연구〉(No. 11)

이 렙틴은 분유에는 거의 들어 있지 않지만 모유에는 풍부하게 들어 있다. 그런데 웬일인지 아토피가 있는 엄마의 모유에는 렙틴이 적다.

일부러 모유를 먹이는데 분유를 먹인 것과 같은 결과가 되는 셈이다.

기마타 의사는 아토피가 있는 엄마가 웃으면 모유 내에 렙틴의 양이 증가되는 점을 실험을 통해 해명했다. 옛날부터 전해오는 말을 최초로 과학적인 방법으로 증명한 것이다. 이렇게 웃음은 호르몬 분비까지 바꾼다.

분유라도 엄마의 웃는 얼굴에 따라 차이가 난다

다음으로 기마타 의사는 '엄마가 웃으며 스킨십을 한다면 아기의 알레르기 반응이 달라지지 않을까?'라는 생각으로 실험을 했는데, 그 실험 방법이 참 재미있다.

먼저 엄마들을 A와 B 두 그룹으로 나눴다. A와 B 둘 다 젖병으로 우유를 수유하되 A그룹은 일본의 최고 인기 만담 콤비 '요코야마 야스시와 기요시'의 만담 테이프를 틀어놓고 깔깔대고 웃으면서 수유했고, 그에 반해 B그룹은 기상예보 테이프를 들으면서(물론 아무도 웃지 않는다) 수유했다.

"놀랍게도 엄마가 웃으면서 수유를 한 그룹에서는 전원 아기의 알레르기 반응이 약해졌다. 그런데 엄마가 웃지 않은 그룹은 아기의 알레르기 반응에 아무런 변화가 없거나 오히려 심해지는 사례도 있었다. 수유란 에너지 소비가 크기 때문에 역시 아기에겐 스트레스가 된다. 그러나 그것은 엄마의 웃음으로 역전이 가능하다. 부디 젊은 엄마들은 아기에게 웃으면서 수유해주기를 바란다. 실수로라도 화를 내며 수유해서는 안 된다." 기마타 의사, 〈일본웃음학회신문〉(No. 66)

똑같이 젖병으로 수유를 하더라도 엄마가 웃느냐, 웃지 않느냐에 따라 아기의 알레르기 반응에 이만큼의 차이를 보였다. 오늘날 우리 아이들이 예민하며 화를 못 참고 날뛰는 배경에 웃음을 잃어버린 어머니들이 존재하고 있는 건 아닌지 사뭇 걱정이 앞선다.

어찌 되었든 밝고 명랑한 엄마가 최고다. 이 연구는 유럽의 의학잡지에도 게재되어 일본발 웃음 연구로 또다시 화제를 휩쓸었다.

▪ 천식과 화분증, 우울증도 웃음으로 놀라운 효과를 보다 ▪

천식과 화분증, 우울증도 웃음으로 치료한다

기마타 의사는 더 나아가 기관지천식, 화분증같이 눈에 오는 알레르기성 결막염과 웃음 간의 관계도 연구하였다.

그는 기관지천식 환자에게 영화 〈모던 타임스〉를 보여주고 웃게 하였다. 그 결과 기관지를 자극해 수축시키는 물질인 메사콜린에 대한 저항성이 점점 커졌다. 즉, 웃음이 기관지의 저항력을 높여 천식 발작의 발생률을 낮추는 효과를 본 것이다.

또 알레르기성 결막염은 눈물 속에 알레르기 반응을 유발하는 항원 단백질(IgE)이 점점 유출된다. 그래서 IgE 수치가 높을수록 중증 알레르기 결막염이다. 이른 봄 화분증 때문에 눈이 가렵고 눈물이 자주 나오는 현상은 화분이 항원이 되어 결막에 알레르기 반응이 발생했기 때문이다. 당연히 IgE 수치는 높다.

그런데 이 화분증 환자들에게 영화 〈모던 타임스〉를 보여줘 웃음을 주자 눈물 속의 IgE 수치가 감소했다. 결국 웃음은 천식이나 화분증에까지 효과가 있었던 것이다.

그 밖에도 웃음은 우울증에도 효과를 보였다. 기마타 의사가 갱년기 장애로 우울 상태에 있는 14명의 여성들에게 ❶ 찰리 채플린, ❷ 미스터 빈, ❸ 요코야마 야스시와 기요시 만담 콤비의 순으로 사흘간 비디오를 보여주고 다시 우울 상태를 측정한 결과, 14명 전원의 우울증이 개선되었다.

이와 같은 기마타 의사의 실천 연구는 참으로 훌륭한 선구자다운 시도이다. 이제 국제적으로도 큰 평가를 받아야 할 차례다.

의료현장에 웃음 치료를 적용하자

농담이 아니라 진심으로 이 웃음요법이 아토피 치료 현장에 적용되기를 희망한다. 코미디든, 만담이든 상관없다. 이렇게나 극적 효과가 있는 약이나 치료법이 또 어디에 있단 말인가? 더구나 웃음에는 아무런 부작용도 없다.

“아토피성 피부염인 사람들은 각종 스트레스를 얼마만큼 극복하고 예방하는가가 중요하다. 그리고 웃음 이외에 애정(키스)도 매우 중요한 알레르기 반응 억제 인자이다.”

아토피 치료 전문지 〈아토피 나비〉는 이러한 기마타 의사의 충고와 함께 다음과 같이 자세하게 설명한다.

“친구와 수다를 떨거나, 식사 후에 둘러앉아 텔레비전을 보거나, 만화를 보거나 하면서 웃어보는 건 어떨까? 웃음은 알레르기 반응을 경감시켜준다. 지금 당장이라도 즐거운 일을 떠올려보자. 설사 그 효과가 수 시간밖에 안 되더라도 점점 쌓이다 보면 웃음의 효과도 길게 지속될 것이다. 그것이 아토피를 개선하는 첫걸음이다. 어떤가? 즐거운 마음이 들지 않는가?”

암도 마찬가지다. 위의 ‘알레르기 반응’을 ‘암’으로 바꾸어 적용해 보라. 이 모든 충고들은 암 치료 실천법으로 훌륭하게 재탄생된다.

3장
당신도 나도 모두 암 환자

▪ 건강한 사람도 매일 몸속에 암세포가 생긴다 ▪

암 전문의에게는 손 떨리는 진실

다음의 대화에 주목하자. 이 대화는 《웃음의 건강학》이라는 책에서 저자인 이타미 지로(伊丹仁朗) 의사가 만화가 사토 산페이 씨와 나눈 이야기다.

이타미 사람의 체내에서 매일 암세포가 생성된다는 사실을 아십니까?

사토 네엣? 정말입니까?

이타미 네. 젊은 사람이든, 건강한 사람이든 누구나 매일 몸속에서 약 3,000~5,000개 정도의 암세포가 생성되지요.

이타미 의사는 1937년생으로 구라시키 시에 있는 스바루 클리닉의 원장이다. 그는 이미 1980년대부터 암의 심신의학적 치료에 주목했으며 '웃음과 면역력' 분야 연구에서도 선구적 위치에 있다.

"젊은 사람이든, 건강한 사람이든 누구나 매일 몸속에서 약 3,000~5,000개의 암세포가 생성되고 있다"는 이타미 의사의 말에 깜짝 놀라지 않을 사람은 없을 것이다. 그러나 그 이상으로 화들짝 놀라며 안색이 바뀐 사람은 아마 전국의 의사들이 아닐까. 그중에서도 암 전문의는 손이 더 떨리지 않을까.

왜냐하면 건강한 사람이라도 매일 체내에서 수천 개의 암세포가 생성되고 있다는 사실은 그들의 존재를 근본부터 뒤집어엎어 버릴지도 모르기 때문이다. 다시 말해 일본의 연간 의료비 31조 엔이라는 엄청난 거액을 거의 절반가량 독점해 온 '암 산업'의 어마어마한 이권이 와르르 무너질지도 모르기 때문이다.

암 산업의 거대 이권

이는 허망한 근대 의학이론(이권)의 장렬한 와해를 의미하기도 한다. 간단하게 말해 보자.

암 산업은 일본에서만도 매년 약 15조 엔을 손아귀에 쥐고 있었다고 볼 수 있는 거대 산업이다. 이는 제약회사, 병원, 의사, 국가(정부), 더 나아가서는 언론까지 끌어들인 돈에 눈먼 검은 비즈니스 네트워크다.

더 알기 쉽게 말하자면 바로 암 마피아인 셈이다. 그 전에 마피아의 정의를 내려 두자. 마피아란 사람을 죽이고 막대한 이익을 거두면서도 모든 법적 심판을 요리조리 빠져나가는 무리를 일컫는다.

나는 저서 《항암제로 살해당하다》에서 "매년 암 환자의 80%, 즉 약 25만 명은 항암제나 방사선, 수술 같은 암 치료로 인해 죽어가고 있다"라고 분통을 터뜨리며 고발했다. 또 일본의 암 전문의들을 '살인자', '학살자'라고 단정했다. 그런데 전국에 수만 명이나 되는 암 전문의로부터의 항의는 제로였다. '오류'라는 지적조차 없었다.

10명 중 9명의 의사가 '내 주장을 지지'

암 마피아의 일원인 언론도 나의 저서 《항암제로 살해당하다》를 완전히 묵살했다. 단지 주간지 〈선데이 마이니치〉에서만 조그맣게 이 책을 소개했다. 그 용기에 양심과 호의를 살짝 느꼈다.

전국의 병원과 의료기관에 지대한 영향력을 가진 〈건강정보신문〉은 "항암제의 유효성을 묻다 – ADG(반항암제 유전자)의 작용으로 무효"라는 큰 표제어와 함께 《항암제로 살해당하다》를 기사로 다루었다. 이 신문은 과감하게도 의료기관과 의사들에게 긴급 설문조사를 실시했다. 10건의 회답이 확보되었으며, 그중 내 주장에 찬성한다는 회답이 9건, 그렇게 생각하지 않는다는 회답이 1건이었다.

또한 이 신문은 "환자에게는 항암제를 쓰고, 막상 의사인 자신이 암에 걸렸을 때는 항암제 이외의 대체요법을 써서 암을 치료하기도 했다"는 도쿄대학 의학부 출신 의사로부터 들은 증언을 게재했다. 참으로 기가 막힌 이야기다.

이것이 바로 암 마피아들의 추악한 정체다. 수백 명, 수천 명이나 되는 환자들에게 맹독인 항암제를 투여해 학살해왔으면서, 자기가 암에 걸리면 항암제 투여를 필사적으로 거부한다. 항암제는 맹독인 동시에 맹렬한 발암물질로, 투여하면 그 독 때문에 죽고 만다는(살해당하는) 사실을 그들 자신이 가장 잘 알고 있기 때문이다.

게다가 눈앞에서 괴로워하며 뒹굴다 번민 속에 죽어가는(살해당하는), 지옥과도 같이 비참한 모습의 암 환자들을 코앞에서 보고 있다. 어차피 독약인 항암제를 몸소 맞을 용기 따윈 없으면서 말이다.

25만 명이라는 암 환자 '학살'이 입증되었다

다음은 〈건강정보신문〉에 보내진 의사들의 솔직한 의견이다.

"백혈병이나 림프구종 등을 제외하고 항암제로 치료되는 암은 없다. 임상 현장에서는 손쓸 도리가 없기 때문에 어쩔 수 없이 항암제를 사용한다. …… 항암제 때문에 남은 생을 더 단축시킨 인상마저 든다." 마에야마 클리닉, 토라노몬

이 글 역시 분노와 공허함을 담아 썼다.

"문제는 항암제의 유효율이 10% 이하인데다 심한 부작용을 수반한다는 점이다. 보완 · 대체요법에 이러한 부작용을 경감시키는 방법이 있지만 현대의학은 전혀 상대해주지 않는다. 게다가 환자가 의사를 거역하면 병원에서 내쫓겨 어디에도 갈 곳이 없다. 차라리 의사에게 맹종하기보다 내 병은 내가 치료하겠다는 자세를 갖는 것이 더 중요하지 않을까?"

그러고는 다음과 같이 비통하게 끝을 맺었다.

"항암제를 맞고서 25만 명 가까이 목숨을 잃었는데도 자신이 이득을

보는 요법이라는 이유로 묵인해도 좋을 것인가?"

전 중의원 의원인 야마다 도시오(山田敏雄) 씨는 나에게 이렇게 증언했다.

"친구 의사가 근무하는 대학병원에서 암 환자의 80%는 암 치료 때문에 죽는다. 학장은 그것을 고발한 의사의 논문을 눈앞에서 찢어 버렸다."

나의 주장은 큰 병원의 임상 현장에서도 입증되었던 것이다.

▪ 암에 대한 잘못된 상식을 버려라 ▪

'죽을병'이 아니면 곤란한 암 이권

"건강한 사람이라도 매일 몸속에서 3,000~5,000개의 암세포가 생성되고 있다."

앞서 말한 이 사실로 다시 돌아가 보자. 일본 암학회나 도쿄대학 의학부를 정점으로 하는 의학계는 이 진실을 인정하지 않는다. 왜냐하면 모두가 이 사실을 인정하게 되면, 그들의 암이론(다름 아닌 암 이권)은 큰 파장을 남기고 와해될 것이 분명하기 때문이다.

연간 의료비의 약 절반을 찬탈하는 암 마피아들에게 암은 죽을병이 아니면 곤란한 것이다. 즉, "암에 걸렸을 때 내버려두면 죽을 수밖에 없다"라는 일종의 미신을 암 환자들에게 먼저 심어줄 필요가 있었던 것이다.

암 전문의는 만담 속의 '시기 놓친 의원'

내가 일본 암 전문의를 고전 만담에서 말하는 '시기 놓친 의원'으로 단정 지은 이유도 그 때문이다. '시기 놓친 의원'은 어떤 환자가 찾아오더라도 첫마디에 "너무 늦었어"라고 중얼거린다.

그렇게 해두면 어떻게 죽어도 유족은 '너무 늦었다니까' 하고 포기한다. 어쩌다 실수로 병이 나았다 해도 "저 의사는 다 죽은 환자를 고친 대단한 사람이야"라는 평판이 나서 그 병원은 문전성시를 이루게 된다는 전략이다.

결과가 어느 쪽이든 상관없다. 엉터리 의사지만 일본 전국 곳곳에 그런 암 전문의들로 넘쳐나고 있지 않은가.

이들 현대판 '시기 놓친 의원'들에게 암이 저절로 낫는 경우가 있다면 그것이야말로 말이 안 된다. 그런 말을 하는 사람이 있다면 그들은 자기 밥줄을 사수하고자 합세하여 뭇매질을 하고(비난, 비방을 하고) 추방한다.

옛날 같으면 바자(대, 갈대, 수수깡, 싸리 따위로 발처럼 엮어서 만든 물건)에 넣어 강 속에 던져져 물에 빠져 죽은 송장 신세가 되고 말았을 것이다. 그러나 어느 관직에 앉아 있든 제대로 뇌물을 쑤셔 주고 있기 때문에 야밤에 매장되거나 오라를 지는 일이 생기지 않는다.

이런 가부키(일본의 전통적인 고전 연극) 속 이야기와 비슷한 일들이 지금 세상에서도 펼쳐지고 있는 것이다.

암이 불치병이라는 '미신'

일단 '암에 걸리면 의사 선생님밖에 믿을 수 없다'는 고정관념을 서민, 대중, 국민들의 머릿속에 심어놓을 필요가 있다. 그것은 전 세계가 마찬가지다. 거대한 암 산업이라는 이권 마피아는 지구 규모의 거대한 비즈니스다.

암이 불치병이라는 미신을 각인시키는 데 이용된 대표적인 이론이 '피르호 이론'이다. 루돌프 피르호(Rudolf Virchow, 1821~1902)는 독일의 병리학자이자 인류학자와 정치가라는 직함까지 가지고 있다. 그는 정치적으로도 수완가였다.

《의학대사전》에서는 피르호를 이렇게 소개하고 있다.

"피르호는 '세포병리학'을 확립하고 근대병리학의 원조로 일컬어지는 것 외에도 '사회의학'과 '공중위생학' 분야에서도 위대한 활동을 수행했다. …… 젊은 시절부터 정치활동을 시작해 그에게는 의학과 정치가 결부되어 있었다고들 한다. 후에 독일 진보당 창설자의 한 사람으로서 비스마르크의 정적(政敵)이었던 사실은 유명하다."

철혈 재상의 정적이었던 정치가

비스마르크는 의회를 무시하고 군비를 증강해 무자비한 유혈로 독일 제국을 쌓아올린 용맹 잔혹한 정치가로 '철혈 재상'이라는 별명으로도 잘 알려졌다. 피르호는 그와 정적관계에 있었던 만큼 수완가인 동시에 도리에 어긋났던 모습이 과히 라이벌이 될 만했다.

희대의 폭군과 정치적으로 대치했던 '정치가' 피르호에게 과연 의학자로서의 업적을 남길 여유가 있었을지 의문이다. 그는 1858년 《세포병리학》을 발표했으며 '모든 세포는 세포로부터'라는 유명한 말을 남겼다. 그거야 당연한 말이다. 이런 말이 당시로서는 커다란 발견이었던 것일까.

황당무계한 암세포 무한증식론

그는 《세포병리학》에서 "암세포는 한번 생성되면 무한대로 분열과 증식을 계속한다"라고 주장하였다. 이것이 피르호의 '암세포 무한증식론'이다.

"정상세포의 대다수는 분열을 수십 회 반복하거나 DNA 복제에 실수가 쌓이면, 그것 이상의 분열능력을 잃거나 자살(apoptosis, 세포사)하도록 설계되어 있다. 이는 불필요한 분열이나 증식을 회피하기 위해서이다. 그러나 DNA에 이상이 있는 암세포는 분열을 멈추지 않고 자살도 하지 않는다. 영양분만 공급된다면 언제까지나 영원히 분열과 증식을 지속하고 결국에는 숙주(환자)를 죽음에 이르게 한다.”

간단히 말해서 정상세포와 달리 암세포는 ‘언제까지나 분열과 증식을 계속한다’고 단정짓고 있다. 정말 대단한 피르호 이론이다. 그로부터 150년이나 세월이 흘렀다. 이렇게나 오래되고 곰팡내 나는 피르호 이론이 여전히 살아남았다는 사실에 나는 기겁을 했다.

150년 전의 피르호 이론에서 벗어나야 한다

암을 극복한 전 NHK 디렉터 가와다케 후미오(川又文雄) 씨는 NPO 법인 ‘암환자학연구소’를 주재하고 있다. 가와다케 씨는 현대의학에 여전히 만연되고 있는 암세포 무한증식론을 ‘피르호의 저주’라고 딱 잘라 말한다.

앞서 언급했듯이 인간의 체내에서는 건강한 사람도 매일 수천 개의 암세포를 생산한다. 가와다케 씨는 “그것이 피르호가 말한 무한증식이라면 인류는 100만 년 전에 이미 멸종했을 것이다”라고 말한다.

가와다케 씨의 말 그대로다. 우리 몸속에서 매일 수천 개나 생산되고 있는 암세포가 무한증식되지 않고, 인류가 100만 년 이상이나 살아남을 수 있었던 것은 암세포의 증식을 저지하는 면역세포가 존재하기 때문이다.

피르호는 그 면역세포의 존재를 전혀 자각하지 못했다. 150년이나 과거인데다 연구보다 정치에 매달렸던 피르호가 이들 면역세포의 존재를 깨닫지 못했던 것은 달리 어쩔 수 없다.

곰팡내 나는 가짜 이론을 흘린 죄

NK세포의 존재와 작용 등이 널리 알려진 현재까지도 이들 암세포를 억제하는 면역세포의 존재와 작용은 전혀 언급하지 않고 근본적으로 잘못된 피르호의 곰팡내 나는 학설을 아직도 대학 의학부 교육에서 끊임없이 흘리고 있는 의학계의 행위는 완전 범죄행위나 다름없다. 아니 광기적이기까지 하다.

암 산업의 한 줄기를 담당하는 언론의 죄도 막중하다. 이제는 아이도 속일 수 없을 피르호의 무한증식론을 지금까지도 모른 척 계속 흘려대고 있다. 공공기관이라면 낡아빠진 가짜 이론의 과오를 철저히 검증하고 비판해야 함에도 모른 척하고 있는 것이다.

그러니 암에 걸리면 다 끝이라는 웃기고도 찰나적인 합동작전에 전 국민이 속고 있는 것이다. 혼자 만족스런 웃음을 짓고 있을 암 마피아들의 얼굴이 눈에 선하다.

▪ 암세포를 공격, 분해, 소멸시키는 병사들 ▪

암 전문의보다 환자가 더 잘 안다

암세포는 영원히 분열 증식한다는 피르호의 가짜 이론이 역사의 어둠 속으로 사라져 갈 날도 멀지 않았다. 그 사실은 암 전문의보다 환자나 시민들이 훨씬 잘 알게 되었기 때문이다. 원래 사물의 본질은 당사자보다 제3자에게 더 잘 보이는 법이다. 암 치료에도 그 말이 적용된다.

이제는 암 환자들의 대화에서 킬러세포(NK세포)의 활성과 관련된 말들이 자주 입에 오르내려도 전혀 어색하지 않다. 일본의 대표적인 면역학자인 니가타대학의 아보 도오루(安保徹) 교수는 그의 베스트셀러 저서 《면역혁명》을 통해 "암세포를 단숨에 해치우는 것은 자기 몸속의 면역세포, 즉 킬러세포라는 사실을 깨달았다"고 말했다.

의사보다 환자가 더 잘 알고 있다. 그렇게 뒤바뀐 시대가 다가오고 있는 것이다. "의사가 하는 말을 듣다 보면 목숨이 몇 개라도 감당할 재간이 없다"는 그의 말에 동감하면서 코미디가 따로 없다는 생각이 들었다.

일본의 학자가 발견한 킬러세포

암을 한번에 해치워주는 킬러세포를 발견한 사람은 도호쿠대학의 면역학자 센도(千頭) 박사이다. 25년쯤 전에 암의 예방과 치료에 중심적 역할을 하는 킬러세포를 발견했다.

이 사실을 부정할 수 있는 학자는 전 세계 어디에도 없다. 센도 박사의 발견은 노벨의학상에 필적하는 위대한 업적이었다. 그러나 과문(寡聞)한 탓에 센도 박사가 킬러세포 발견의 공적으로 노벨상 후보가 되었다는 이야기는 들어보지 못했다(이 상도 역시 거대한 정치적 배경에 지배되고 있는 것이다).

킬러세포는 한마디로 말하면 암세포를 물리치는 병사들이다. 그 공격력은 주인인 인간의 기분이나 감정에 따라 크게 변화한다. 주인이 침울하면 병사들도 침울해진다. 주인이 힘을 내면 병사들도 힘을 낸다. 그중에서도 '웃음'이 전의를 가장 많이 고양시켜주는 것으로 입증되었다.

또 구라시키 시의 스바루 클리닉 원장인 이타미 의사의 과감한 실천연구를 통해, 우리 몸속의 킬러세포와 웃음과의 관계는 더욱 명확하게 판명되었다.

암세포에 들러붙어 죽이다

앞에 소개한 바 있는 《웃음의 건강학》의 저자 이타미 지로 의사와 사토 산페이 씨의 대화로 다시 돌아가 보자.

이타미 제 실험결과가 나왔습니다. 실험은 자원봉사자 18명에게 협조를 받았습니다. 일단 간사이 지방 웃음의 메카인 '난바 그랜드 가게쓰' 극장에서 만담과 코미디를 보고 3시간 정도 포복절도하였습니다. 그런 다음 웃기 전과 웃은 후의 혈액 성분을 조사해 비교했습니다. 그 결과 피험자들의 체내에 있는 '내추럴킬러(natural killer)세포'의 활동이 활발해졌습니다.

사토 '킬러세포'라니, 무엇을 죽이는 겁니까?

이타미 우리 몸속에 있는 암세포를 죽입니다. 암세포를 파괴하는 작용을 선천적으로 갖고 있는 림프구와 같은 종류입니다.

사토 내추럴킬러세포의 내추럴(natural)이 선천적으로 갖고 있다는 뜻이겠군요.

이타미 맞습니다. 줄여서 'NK세포'라고 부르기도 합니다. 인간의 체내에는 이 내추럴킬러세포가 50억 개 정도 있습니다.

사토 50억 개나! 엄청난 숫자네요. 림프구와 같은 종류라고 하니, 크기는 굉장히 조그맣겠군요.

이타미 네. 그렇지만 제몫은 합니다(웃음). 암세포를 발견하면 거기에 덥석 들러붙어 없애버립니다. 이 활동을 'NK 활성'이라 부릅니다.

사토 허허, 덥석 들러붙는단 말입니까?

이타미 네. 킬러세포는 내부에 독소를 지니고 있답니다. 그래서 암세포에 들러붙은 다음 그 속에 자기의 독소를 주입해 죽이지요.

이렇게 해서 암세포는 파괴되어 사멸한다. 그 분해물은 더 이상 위험하지 않으며 저절로 분해되어 소변 등과 함께 체외로 배설된다. NK세포의 활약으로 사멸한 암세포는 단순한 노폐물이 되고 만다. 그러니 NK세포의 활약이야말로 진정한 의미의 항암작용이다. NK세포가 암세포를 공격, 사멸시키기 때문에 암 종양이 축소되고 소멸되는 현상은 조금도 이상하지 않다.

NK세포가 자기보다 큰 암세포의 세포막에 들러붙어 공격하는 모습은 꽤나 장관이다. 위쪽 암세포에 들러붙는 순간을 촬영한 귀중한 영상이 있다. 이 영상을 보면 NK세포가 암세포의 세포막을 물어뜯어 사멸시키고, 죽은 암세포는 세포 외부에서 흘러들어간 색소 때문에 절반 이상 물들어 있음을 알 수 있다.

만약 피르호가 이 현미경 영상을 봤다면 경악하지 않았을까? "나의 무한증식이론이 틀렸었군"라고 말하며 어깨를 움츠릴지도 모르겠다.

만담을 보며 웃으니 NK세포가 급증

이타미 의사가 실시한 '난바 그랜드 가게쓰' 극장에서의 웃음 실험은 아마 세계 최초이지 않을까? 웃음으로 암 환자의 NK 활성이 급증하는 것을 명쾌한 해석으로 입증하고 있어 국제적으로도 높게 평가되어야 한다.

그 실험결과, 다음 그래프에 나타낸 바와 같이 암 환자 18명 중 13명

웃음이 최고의 약 – NK세포의 활성 변화

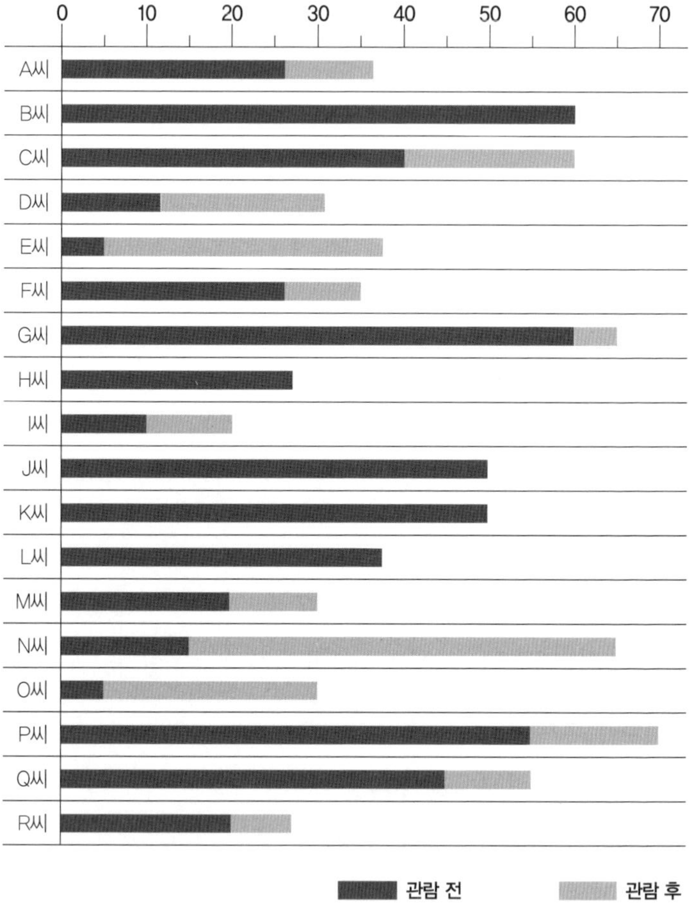

이타미 지로 의사가 암 환자 18명을 대상으로 '난바 그랜드 가게쓰' 극장에서 만담을 관람한 후의 변화를 실험한 결과(마이니치방송의 〈괴걸 닥터랜드〉 방송에서 작성).

＊ 자료 : 《'웃음'으로 기적이 자꾸자꾸 일어난다》 후지모토 겐코 · 간바라 아라타 저

(72%)의 NK 활성이 웃은 후에 증가했다. 그중에서도 N씨는 약 17에서 66으로 4배, O씨는 약 5에서 30으로 6배가 훌쩍 증가했다. 3시간 웃음으로 NK 활성이 6배나 증가하다니! 웃음으로 면역력이 증가되는 그 즉효성은 놀랍기 그지없다.

다음 그래프는 18명의 NK 활성 변화를 선 그래프로 나타낸 것이다. NK 활성이 정상치보다 약간 낮았던 사람들은 모두 정상치 범위로 급상승하고 있다. 그리고 4명의 NK 활성은 '웃음 실험' 후 감소했다. 그러나 이들 4명은 원래 NK 활성이 정상치보다 조금 높았기 때문에 웃음으로 정상범위에 가까워졌다고 볼 수 있다.

너무 낮거나 너무 높은 수치가 '정상범위'로

그러면 다음 그래프의 우측에 있는 'CD4/8 비율'은 무엇일까? 이타미 의사의 해설을 들어보자.

"CD4는 면역력의 액셀러레이터 역할, CD8은 브레이크 역할을 뜻한다. 이 'CD4/8 비율'이 너무 낮으면 암에 대한 저항력이 약해지고, 반대로 너무 높으면 교원병이나 류머티즘에 걸리기 쉽다. …… 웃음 실험 후 'CD4/8 비율'이 너무 낮은 사람이든, 너무 높은 사람이든 모두가 정상범위를 향하고 있음을 알 수 있었다." 《웃음의 건강학》 이타미 지로 저

과연 그랬다! 마치 자석에 끌리듯이 수치가 높은 사람, 낮은 사람 예외 없이 정상치를 향하고 있다. 생체의 항상성을 유지하는 힘, 즉 자연

'웃음'으로 18명 중 13명의 NK 활성이 상승

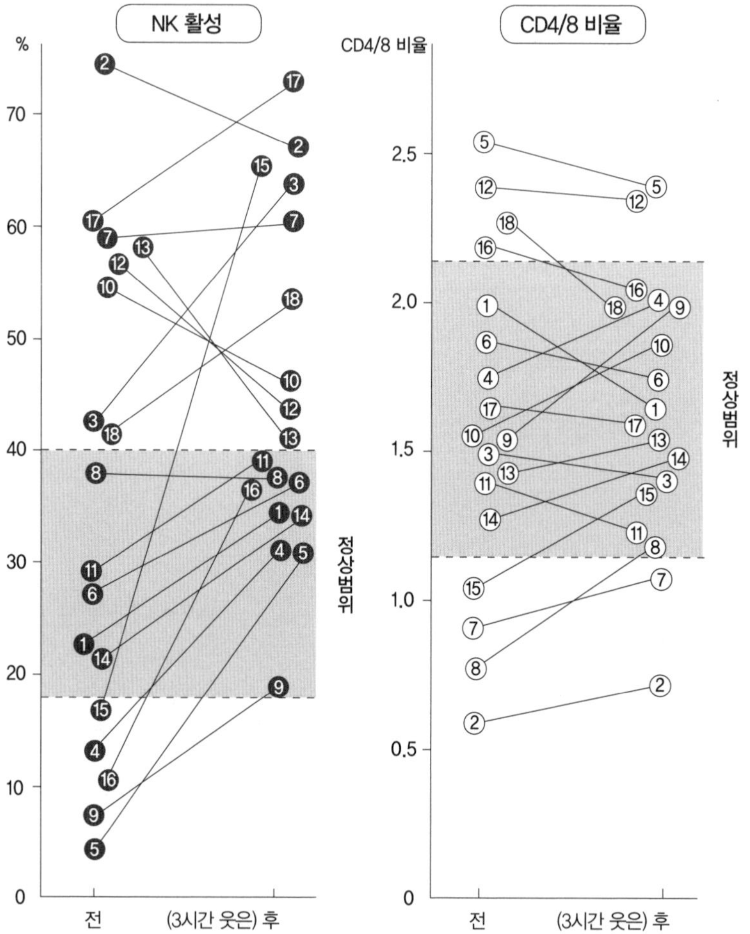

웃음 체험 후에, 직전의 수치가 평균 수준 이하에 있던 사람의 NK 활성은 상승하고, CD4와 CD8 비율이 너무 높거나 너무 낮은 사람도 정상범위 방향으로 향했다.

* 자료 : 《웃음의 건강학》 이타미 지로 저

치유력의 작용이 웃음으로 가속화되었다.

이와 동일한 경향은 'NK 활성'(그래프 좌측)의 변화에서도 나타났다. 3시간 동안의 웃음으로 9명의 NK 활성은 모두 정상범위 내로 급상승한 반면, NK 활성이 정상치보다 높았던 4명은 정상치를 향해 감소하였다.

이는 'CD4/8 비율'(그래프 우측)과 마찬가지로 웃음으로 몸의 자연 치유 기능이 촉진되었다고 볼 수 있다.

▪ 킬러세포가 강한 사람일수록 오래 산다 ▪

생존율의 차이 – 킬러세포가 강한 사람은 약한 사람의 2배 이상

다음은 미국 텍사스대학 샨트 박사의 연구를 살펴보자. 샨트 박사는 구강암 환자들의 킬러세포 강도를 치료 전에 측정해두었다. 그리고 A(강하다), B(보통), C(약하다)의 세 그룹으로 나누고 치료 후에 '생존율'을 비교했다.

그 3년 후의 결과를 나타낸 다음의 그래프에서 보는 바와 같이 세 그룹에 확연한 차이가 드러났다. 생존율은 A(강하다) 83%, B(보통) 62%, C(약하다) 40%로, 킬러세포가 강한 사람의 생존율은 약한 사람의 2배 이상이었다.

요컨대 암 치료의 최대 목적은 바로 이 킬러세포를 강하게 만드는 것이 된다. 이는 누구라도 금방 알 수 있다.

킬러세포를 묵살하는 암 의료 마피아

"수술, 방사선, 약물요법 등 어떤 치료법을 쓰더라도 킬러세포를 강하게 하는 치료를 병행하는 것이 낫다는 사실은 누구나 알 수 있다. 그런데 현재 일본의 암 의료현장에서는 킬러세포를 강하게 만드는 치료를 전혀 실시하고 있지 않다." 《웃음의 건강학》 이타미 지로 저

이것이 기가 막힌 현실이다. 그러기는커녕 오히려 "대부분 환자가 가진 킬러세포의 활성 강도조차 측정하고 있지 않다"는 이타미 의사의 탄식은 일본의 암 환자 전체의 탄식이기도 하다. 암 치료의 최대급 주역을 완전하게 무시하고 묵살한다. 제정신이라면 이러지는 못할 것이다. 왜 이같이 어이없는 상황이 벌어질까?

"그것은 킬러세포의 작용을 계산에 넣은 치료법을 후생노동성이 승인하지 않았기 때문이다"라고 이타미 의사는 말한다. 드디어 암 의료 마피아의 '진짜 주인공'이 등장했다.

킬러세포를 섬멸하는 3대 요법의 배후

정치꾼이나 관료에게는 '후생노동족(일본에서 의료 관련 이권을 대변하는 정치인을 지칭하는 말)'이라 불리는 이권집단이 있다. 그들은 암의 3

암 환자들의 킬러세포 강도와 생존율

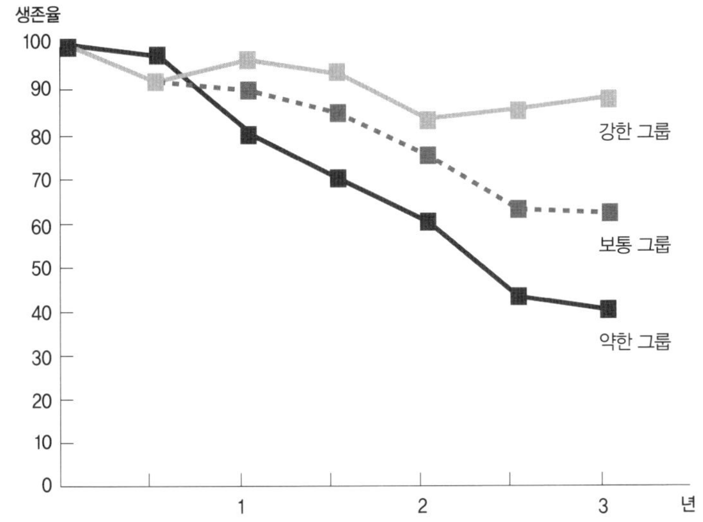

두경부(구강, 비강, 인두 등) 암 환자들의 킬러세포 강도와 생존율을 알아보는 샨트 박사의 연구결과, 킬러세포가 강한 사람의 생존율은 약한 사람보다 2배 이상 높았다.

*** 자료 : 《웃음의 건강학》 이타미 지로 저**

대 이권 ❶ 항암제, ❷ 방사선, ❸ 수술과 깊이 유착되어 있다. 정치꾼에게는 방대한 정치헌금이 들어가고, 관료들은 낙하산 인사 같은 달콤한 미래가 기다리고 있다.

그런데 그들의 이권의 원천, 3대 요법은 어느 것이나 환자의 면역력을 철저하게 공격하여 약하게 하는 치료다. 하필이면 암과 싸우는 아군 병사(킬러세포)를 집중공격하다니! 암세포에게만 좋은 일시키는 꼴이다. 결국 ❶ 항암제, ❷ 방사선, ❸ 수술이라는 3대 요법의 정체는 암 응원요법이었던 것이다.

이러한 진실을 알게 되면 암 환자는 배신감이라는 나락 속으로 끝없이 추락하는 듯한 절망감에 빠질 것이다. 그러니 3대 요법의 배후는 환자에게 절대로 알려서는 안 된다는 것이 그들의 지상명령이다.

따라서 현재의 후생노동성이 '암 환자의 킬러세포를 늘리는 요법'을 승인할 리가 없다. 그건 고사하고 '암 환자의 킬러세포를 측정하는 일' 조차 하게 해서는 곤란했던 것이다. 3대 요법이 사실은 킬러세포를 섬멸하고 암세포를 도와주는, 이른바 암 증식요법임을 들켜버리기 때문이다.

마음이 얼어붙는 심정이 바로 이런 것일까? 우리가 얼마나 무시무시한 세상 속에서 살아가고 있는지 자각할 필요가 있다.

▪ 킬러세포를 강하게 키우는 생활습관 10가지 ▪

암 예방과 치료 및 건강을 유지하는 비결

일본 웃음학회의 회원이기도 한 이타미 지로 의사는 "다행히도 누구나 일상생활 속에서 킬러세포를 늘릴 수 있는 간단한 방법 몇 가지가 최근에 밝혀졌다"고 말하며 그 방법을 알려주었다.

그가 알려준 방법은 암 치료 중인 사람들에게는 정말로 새 생명을 얻는 과정이 될 것이다. 또한 현재 건강한 사람들도 암을 예방하고 더욱 건강을 유지할 수 있는 최고의 생활방식이기도 하다.

킬러세포를 강하게 키우는 생활습관 10가지는 다음과 같다.

1. 매일 7~8시간의 수면을 취한다.

2. 심신의 스트레스나 과로를 피한다.

3. 걱정, 불안, 슬픔 등은 가급적 빨리 극복한다.

4. 우울감이 오래 지속되면 전문의에게 상담을 받아 회복을 꾀한다.

5. 매일(적어도 주 3회) 적당한 운동을 해준다.

6. 좋아하는 일에 전념한다(노래 부르기 등).

7. 킬러세포가 암을 물리치는 이미지 트레이닝을 한다.

8. 항상 웃는 얼굴을 하려고 애쓴다(즐거운 일이 없어도).

9. 즐겁게 웃는다(웃음거리 찾기!)

10. 정적인 사고를 갖는다(좋은 방향으로 생각한다).

이와 더불어 이타미 의사는 '삶의 보람요법과 5가지 지침'도 주장한다. 이 지침은 병이나 스트레스, 어려움 등에 잘 대처하여 면역력에 좋은 영향을 주기 위한 심리학적 요점이다.

1. 자기가 주치의라 가정하고 병이나 어려움 극복에 적극적으로 매달린다.
2. 오늘 하루 살아가는 목표에 최선을 다해 정진한다.
3. 남을 위해 할 수 있는 일을 실천한다.
4. 불안, 죽음에 대한 공포는 생각하지 말고, 지금 할 수 있는 것에 최선을 다한다.
5. 죽음을 자연현상의 하나로 이해하고 지금 할 수 있는 건설적인 준비만 해둔다.

이렇게 보면 진정한 의학이란 사실은 철학임을 깊이 통감한다. 웃음의 효능을 쉽게 설명하며 웃는 얼굴로 환자 한 사람, 한 사람에게 말을 거는 이타미 의사 같은 사람이 진정한 철학의사라고 할 수 있다.

▪ 우울이나 슬픔에 빠져 있으면 세포 활동이 저하된다 ▪

세포들도 풍부한 감정을 갖고 있다

이미 앞에서 말했듯이 정신면역학이란 몸과 마음의 연결 관계를 연구하는 새로운 학문이다.

"신기하게도 우리 체내의 은하우주를 악으로부터 지켜주는 킬러세포를 비롯한 세포들도 풍부한 감정을 갖고 있는 듯하다. 이를테면 우리가 우울하거나 슬픔에 빠져 있으면 이들 세포들도 활동이 저하된다."

이것은 일본 웃음요법의 일인자인 이타미 의사의 깊이 있는 말이다. 이타미 의사는 또 이렇게 말한다.

"인간의 뇌에는 복잡한 면역체계를 정상적으로 활발하게 움직이게 하는 공항의 관제탑과 같은 것이 있다."

웃음은 뇌의 관제탑이 보내는 지령

웃음은 그 관제탑이 보내는 커다란 지령이나 다름없다. 유명한 '난바 그랜드 가게쓰'에서 이뤄진 이타미 의사의 웃음 실험은 안팎으로 커다란 주목을 받았다. 그리고 이어진 다양한 실험에서도 NK세포를 증가, 활성화시키는 웃음의 효능이 입증되었다.

그렇다면 웃을 때 NK세포가 활성화되는 이유는 뭘까? 이타미 의사는 그 이유를 간략하게 "❶ 웃는다 → ❷ 뇌 전두엽이 흥분 → ❸ 간뇌(면역지령실)로 전달 → ❹ 간뇌가 신경펩티드(정보전달물질) 생산 → ❺ 좋은 펩티드(즐거운 정보) 다량 발생 → ❻ 혈액 · 림프액에서 온몸으로 → ❼ 펩티드 샤워 → ❽ 좋은 펩티드가 킬러세포 표면에 들러붙는다 → ❾ 킬러세포는 리셉터(수용체)로 정보를 포착해 활성화 → ❿ 암세포를 공격하기 시작한다"고 설명한다.

"웃음을 알리는 종이 울리면 50억 개의 킬러세포들이 일제히 들고 일어나 암들을 물리치러 간다"는 이타미 의사의 설명을 듣던 사토 산페이 씨도 감탄을 연발했다.

지진 후 1년 이상 지속된 슬픔

하지만 반대로 슬픈 일을 당하거나 스트레스를 받으면 ❼ 펩티드 샤워에서 나쁜 펩티드(슬픈 감정)가 방출된다. 그러면 킬러세포에 '슬픔'이라는 정보가 파악되어 킬러세포는 힘을 잃게 되고 만다.

예를 들어 고베 대지진(1995년 1월 고베 지역에서 일어난 일본 최대 지진)의 피해를 입은 지역 사람들의 NK 활성이 심하게 약해졌다는 보고가 있다.

"전국 평균과 비교해 지진 경험자의 수치가 너무 낮았고 1년이 지났는데도 수치는 여전히 낮았다고 한다. 그러나 다행히 3년 후에는 원래 수준으로 돌아왔다고 한다." 《웃음의 건강학》 이타미 지로 저

암에 걸린 사람에게 문진해보면 반년에서 1년 이내에 친한 사람을 잃었거나, 깊은 절망에 빠졌던 사람이 많았다. 뇌의 관제탑에서 슬픔이라는 정보가 전달된 탓에 NK세포의 활성이 약해져 암세포를 공격하지 못하게 되었기 때문이다. 슬픔이나 스트레스가 면역력에 얼마나 큰 영향을 주는지 잘 알 수 있는 사례이다.

항암제, 방사선은 미친 짓이다

나의 저서 《항암제로 살해당하다》에서 지적했듯이, 항암제의 최대 공격목표는 바로 환자의 조혈기능이다. 적혈구가 섬멸되어 악성빈혈이 오고 혈소판이 파멸되면서 생긴 내장출혈로 인해 다장기부전으로 사망한다. 또 림프구도 소멸되는데 NK세포는 바로 림프구의 일종이다. 즉, 항암제 투여로 암을 공격하는 킬러세포 부대는 전멸하게 된다. 이때 가장 기뻐하고 있는 것은 암세포다.

방사선요법에서도 역시 조혈기능이 섬멸된다. 항암제보다 방사선 치료에서 면역세포를 향한 공격이 더 치열해진다. 암과 싸우는 아군 병사들을 융단폭격으로 공격하고 있으니 오늘날의 암 치료가 얼마나 미친 짓인지 아이라도 훤히 알 수 있다.

그러나 이런 전율적인 사실을 언론에서조차 조금도 다루려고 하지 않는다. 이권과 관련된 일은 이렇게나 지독하다.

▪ 웃음요법으로 자연치유력을 높인다 ▪

파장처럼 되풀이하는 웃음소리로 치유

스마일 웨이브 테이프는 일본 웃음요법의 선도자 이타미 지로 의사가 요시모토흥업(일본 최대 코미디 프로덕션)과 공동 개발한 획기적인 치유 아이템이다.

이 테이프는 웃음과 웃는 얼굴이 뇌의 작용을 통해 몸의 면역체계에 좋은 영향을 미친다는 이타미 의사의 과학적 연구를 토대로 개발되었다. 쉽게 말해서 파장처럼 되풀이하는 웃음소리로 자연치유력을 높이는 효과를 보는 것이다.

이 테이프를 들으면 터져 나오는 웃음소리에 자신도 모르게 생긋 웃는다. 그리고 '잠재의식에 작용하는 언어 메시지'가 마음에 스며들 것이다. 영혼을 뒤흔드는 듯한 웃음소리는 간사이 지방 최고 웃음의 메카인 '난바 그랜드 가게쓰' 극장 객석에서 수록했으며, 음향기술로 증폭시켜 파상으로 편집했다고 한다.

웃음은 전염되는 법이다. 그래서 남이 웃으면 무심코 따라 웃게 된다. 이는 뇌에 있는 미러 뉴런(mirror neuron)이 상대방과 똑같은 감정을 가지려고 반사함으로써 발생한다. 그래서 남들의 떠들썩한 웃음소리를 듣기만 해도 전염되어 웃고 마는 것이다.

의식 아래에서 작용하는 암시요법

이러한 파상의 웃음 이면에는 잠재의식을 향한 메시지 20가지가 저음의 남자 목소리로 녹음되어 있음을 놓쳐서는 안 된다. 이 메시지는 웬만해선 들리지 않지만, 반복해서 듣다 보면 잠재의식이 그것을 감지해 뇌의 작용을 원활하게 해준다고 한다. 물론 과학적으로도 입증된 사실이다.

말하자면 잠재의식에 보내는 메시지로 무의식중에 생체의 잠재능력을 정상화시키는 식이다. 일종의 음향요법이나 암시요법 또는 사이코테라피(심리요법)라고 말할 수 있다. 이제까지 현대의학에서는 이런 것들을 사도(邪道)나 미신이라고 보고 멀리했다.

그러나 '마음이 변하면 몸도 변한다'는 정신면역학의 근간이 되는 진리이다. 그리고 5000년이 넘는 역사를 자랑하는 동양의학에서 '심신일여(心身一如)'는 처음부터 보편적인 원리다. 이제야 겨우 서양의학이 동양의학 수준에 도달했다고 말할 수 있다.

4장
웃음의 다양하고 놀라운 효용

▪ 웃음은 복근운동과 같은 효과가 있다 ▪

혈액순환 촉진으로 노화, 냉증에도 효과적

운동 부족은 만병의 근원이라고 한다. 그래서 많은 사람들이 운동을 할 요량으로 조깅을 하거나 헬스장에 다닌다.

그러나 사실은 웃기만 해도 똑같은 운동효과를 얻을 수 있다. 일단 웃으면 횡격막이 상하운동을 한다. 그래서 자신도 모르게 복식호흡을 하게 된다. 또 흉격이 아래위로 움직인다. 이런 식으로 횡격막을 격렬하게 사용하면 일단 몸 전체로 혈액순환이 잘된다.

'웃음'의 제일 첫 번째 운동효과는 혈액순환 개선이다. 크게 웃고 난 후에 누구나 느끼는 몸의 후끈거림이 바로 그것이다. 혈액순환이 촉진되면 ❶ 노화 방지, ❷ 혈당치 저하, ❸ 냉증 개선 등의 효과가 나타난다. 그저 웃기만 했을 뿐인데 말이다. 얼마나 고마운 일인가? 이런데도 웃지 않는다면 손해가 아니겠는가!

복근운동 12회와 맞먹는 30분짜리 코미디 영상

2005년 8월 14일 방영된 후지TV의 〈아루아루 대사전 Ⅱ : 웃음의 건강파워편〉은 훌륭했다. 이제까지 웃음의 생리적 본질을 해명했던 방송은 그리 흔치 않았다. 그런 면에서 의학계는 아마 하얗게 질리지 않았을까?

출렁이는 뱃살 때문에 고민하는 당신! 아무 생각 없이 깔깔거리며 웃는 것만으로, 복근운동과 똑같은 운동효과를 얻을 수 있다.

옆의 사진 Ⓐ와 Ⓑ는 복근운동과 웃음 효과를 비교한 것으로, 복근의 운동 상태를 근전도로 기록했다. 근전도를 보면 윗몸일으키기로 하는 복근운동은 복근의 긴장이 단속적이다(사진 Ⓐ). 그에 비해 코미디 영상을 보고 웃은 경우는 복근의 긴장이 연속적이다(사진 Ⓑ).

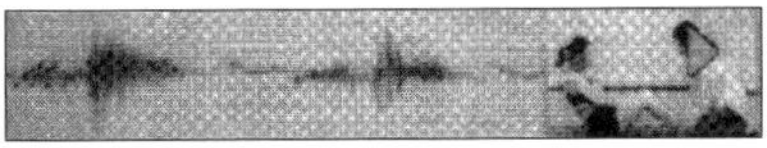

Ⓐ 복근운동(윗몸일으키기)과 근전도

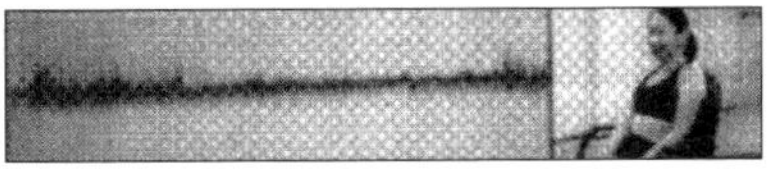

Ⓑ 30분간의 코미디 영상 시청과 근전도

근육을 자세히 관찰해 보니 웃으면서 코미디 영상을 보는 동안 복직근, 외복사근 등이 격렬하게 운동하고 있었다. 실험결과, 30분짜리 코미디 영상을 봤을 때의 복근운동량은 복근운동(윗몸일으키기)을 12회나 했을 때와 같았다. 30분간 웃으면 복근운동 12회와 맞먹는 운동효과가 있다니! TV의 개그 방송을 보며 웃고 있는 사람을 보면 '운동 좀 해라!' 하고 소리치고 싶을 때가 있는데, 사실 우리 몸은 웃음으로 착실하게 운동하고 있었던 셈이다.

▪ 웃을 때마다 심박수가 낮아진다 ▪

웃으면 심박수가 90대에서 60대로

왜 사람은 소리를 내서 웃을까? 많이 웃고 나면 신기하게 마음이 개운해지거나 밝아지기도 한다. 확실히 몸이 달라진 느낌이 든다. 이는 사람에게 무슨 의미가 있는 걸까? 후지TV의 〈아루아루 대사전 Ⅱ〉에서 방송한 재미있는 실험을 소개한다.

서로 처음 만난 세 명의 젊은 여성에게 심박계를 장착시킨다. 그리고 서로 이야기를 나누게 하여 웃었을 때의 심박수(매분) 변화를 조사해 보았다. 실험은 패밀리 레스토랑에서 실시되었는데 처음에는 긴장해서인지 심박수가 A씨 98, B씨 99, C씨 91로 세 사람 모두 높은 편이었다.

그러나 점차 마음을 터놓으면서 B씨의 농담에 웃는 셋의 웃음소리가 활기를 띠었다. 그 결과 세 명이 소리를 높여 웃은 직후 모두 90대로 높았던 심박수가 A씨 70, B씨 68, C씨 67로 급격하게 떨어지는 엄청난 변화가 일어났다. 그 후에도 소리를 내서 웃을 때마다 높아졌던 심박수가 급격하게 저하하는 현상을 볼 수 있었다.

아래의 그래프에서 ❶은 1회째, 2회째, 3회째…… 각각 웃은 직후에 심박수가 줄어드는 모습을 표시했다. 서로 친밀해질수록 긴장감이 풀리면서 심박수가 정상치가 되는 것을 잘 알 수 있었다.

불안, 긴장, 분노 등의 스트레스 상태에서는 사람의 심박수는 100 전

웃는 것만으로 긴장과 불안에서 해방되어 심박수도 빠르게 안정을 찾는다

❶ 웃은 직후에 심박수가 줄어드는 모습

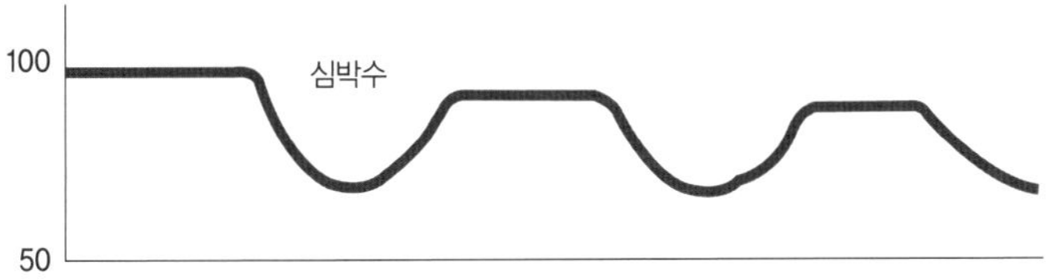

❷ 스트레스 상태가 완화되었을 때 일어나는 변동

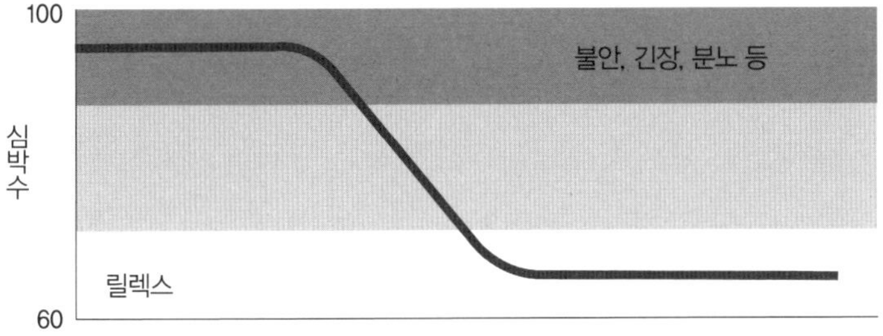

＊ 자료 : 〈아루아루 대사전 II : 웃음의 건강파워편〉(후지TV)

후로 평균보다 높아진다. 그러던 것이 아래의 그래프 ❷에서 보는 바와 같이 웃으면 60~70대로 급격하게 떨어지는 것이다. 즉, 웃음이 이들 스트레스 상태를 완화시키고, 단숨에 심박수를 떨어뜨리는 것이다. 웃음의 이 놀라운 속효성에 감탄이 절로 나온다.

▪ 스트레스 해소에는 웃음이 최고 ▪

스트레스와 웃음 효과 실험

이번에는 더욱 과혹한 실험을 했다. 10명의 남녀를 좁은 공간에 꾹꾹 밀어넣고 밀착시켰다. 딱 만원버스를 탔을 때와 같은 상태이다. 난생 처음 보는 사람들과 몸을 접촉한데다 꼼짝달싹할 수조차 없으니 불쾌해서 견딜 수 없으리라.

게다가 시끄러운 소음이 끊임없이 가해져 철저한 스트레스 속에서 20분이 경과했다. 드디어 해방된 피험자들은 완전히 녹초가 되어 언짢은 표정을 지으며 나왔다. 그 직후에 스트레스물질(코르티솔)의 분비량을 채취해 측정했다.

그 후에 10명을 A와 B 두 그룹으로 나누었다. A그룹의 5명은 그냥 20분간 의자에 앉아 쉬게 했고, B그룹의 5명은 옆방에서 라이브 코미디쇼를 관람했다. 20분간 펼쳐지는 웃음의 도가니 속에 있었던 사람 중에 한 여성은 "갇혔을 때는 짜증났었는데 지금은 개운해졌다"라고 하며 활짝 웃었다. 다른 남성도 "몸에 힘이 빠지면서 편안해진 느낌이다"라고 하며 웃어보였다.

웃지 않은 그룹 14% 감소, 웃은 그룹 20% 감소

A와 B그룹의 사람들을 각각 혈액검사를 해 스트레스물질인 코르티

스트레스물질(코르티솔)의 평균 감소율

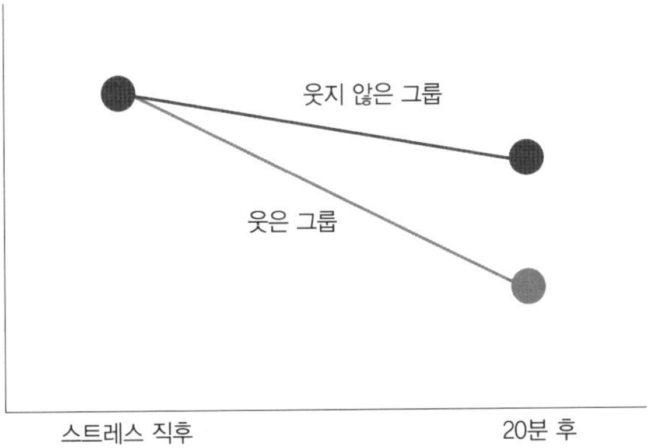

* 자료 : 〈아루아루 대사전 II : 웃음의 건강파워편〉(후지TV)

솔의 변화를 서로 비교해 보았다. 그러자 웃지 않았던 A그룹의 평균 감소율이 14%인데 비해 웃었던 B그룹은 20%가 감소했다.

요컨대 웃은 그룹의 스트레스물질인 코르티솔이 훨씬 더 많이 감소한 것이다. 이로써 웃음은 긴장에서 해방시켜주고 마음을 편안하게 해주는 것으로 판명되었다.

▪ 5초 웃는 것만으로 심호흡 2회분의 산소를 들이마신다 ▪

크게 웃으면 평소의 3~4배나 호흡

어째서 웃는 것만으로 스트레스가 완화되는 걸까? 그 비결 가운데 하나가 산소흡입량의 증대다. 일단 웃으면 ❶ 입을 벌린다, ❷ 소리를 낸다, ❸ 숨을 내뱉는다, ❹ 배에 힘이 들어간다와 같은 반응들이 일어난다. 바로 이들 일련의 '동작'에 비밀이 숨어있다.

코미디 영상을 보며 "아하하하" 배로 웃는 피험자를 엑스레이로 촬영한 동화상으로 관찰해 보면, 웃고 있는 동안은 횡격막이 격렬하게 들려올라간다. 다 웃고 나면 이번엔 깊게 숨을 들이마셔 횡격막은 내려

웃었을 때의 산소흡입량

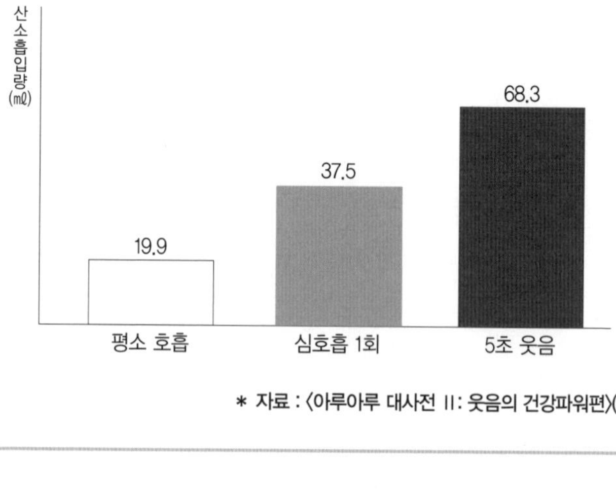

* 자료 : 〈아루아루 대사전 II : 웃음의 건강파워편〉(후지TV)

간다. 말하자면 엄청난 복식호흡을 하고 있는 셈이다. 이처럼 뢴트겐 영상을 통해 우리는 웃을 때와 웃은 후에 숨을 크게 들이마시고 내쉬면서 폐가 매우 활발하게 움직이고 있음을 확인할 수 있었다.

이번에는 웃었을 때의 호흡 및 산소량을 측정하기 위해 피험자에게 마스크를 씌워 보았다. 우선 개그 콩트를 보여주고 5초간 소리를 높여 웃게 하자 '산소흡입량'은 단번에 68.3㎖로 급증했다. 이는 평소 호흡(19.9㎖)의 3~4배나 되는 양이다. 게다가 심호흡과 비교해도 약 2배나 많다.

이 실험에서 측정을 맡은 시로니시 국제대학 약학부 오타 아쓰타네(太田篤胤) 교수는 "처음 해보는 실험이었는데, 정말 놀랐다"고 말하며 놀라움을 감추지 못했다. "아하하하" 5초간 웃기만 해도 심호흡 2회분의 산소가 체내로 들어온다고 하니, 더구나 평소 호흡의 약 3~4배나 된다고 하니, 역시 웃음은 크게 웃어야 제맛이다.

산소가 뇌세포 구석구석 미쳐서 상쾌해지다

웃음은 심호흡을 능가한다. 웃음은 대량으로 숨을 내쉬고 나서 다시 산소를 대량으로 흡입하는 더 큰 심호흡이었다.

이는 스트레스 완화와도 깊은 관련이 있다. 스트레스를 받으면 뇌는 흥분상태가 되어 산소를 급격하게 소비한다. 그러면 뇌세포는 산소결핍상태로 기능이 저하된다. 그러나 그때 웃어주면 대량의 산소가 흡입

되어 약해진 뇌세포 전체에 고루 퍼져서, 뇌의 작용이 활성화되는 것이다.

웃음으로 기분이 상쾌해지면 스트레스물질인 코르티솔이 감소해 스트레스 상태가 진정된다는 메커니즘이다.

▪ '하하하' 웃음에는 깊은 이유가 있다 ▪

'하'음만이 대량으로 숨을 내쉴 수 있다

웃음소리가 대부분 하, 히, 후, 헤, 호 등 '하'음인 이유는 무엇일까? 특히 크게 웃을 때는 왜 '하하하'인 걸까? 웃음은 단숨에 대량으로 숨을 내쉬는 행위다. 여기서 〈아루아루 대사전 Ⅱ〉의 또 다른 실험 하나를 소개해 보겠다.

종이풍선과 연결시킨 마스크에 대고 '하, 히, 후, 헤, 호'의 각 음을 내는 입 모양을 만들어 5초간 마음껏 숨을 내뱉는다. 그러면 '하' 이외의 음에서는 종이풍선이 완전히 부풀어 오르지 않는다. 이에 비해 '하'음은 대량으로 숨을 내쉴 수 있다.

그렇다면 같은 입 모양인 '아'음에서도 똑같이 부풀어 오르지 않을까? 하지만 의외로 '아'음에서는 풍선이 별로 부풀어 오르지 않았다. 가, 나, 마…… 등도 마찬가지였다.

'하 · 하 · 하' 단속적으로 웃을 때 대량의 숨을 내쉰다

① 내쉬는 숨의 양이 많아진다

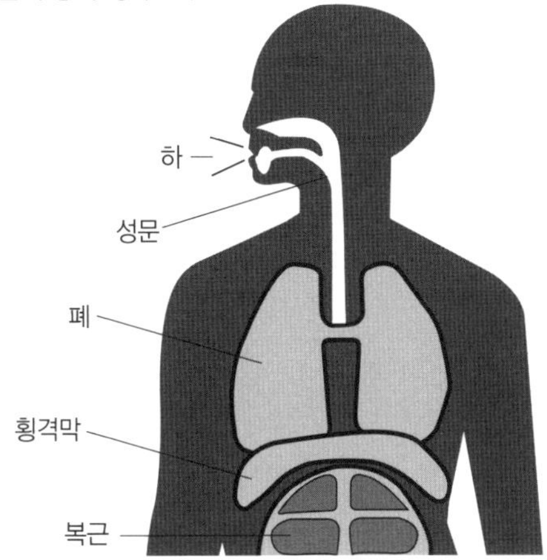

② 단속적으로 강한 힘을 내므로 쉽게 밀려 올라간다

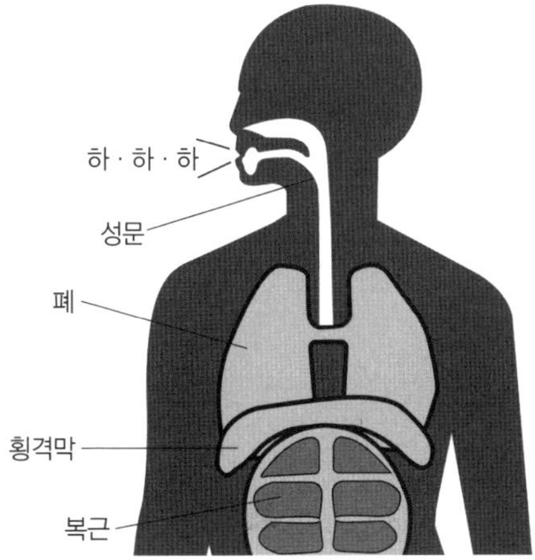

* 자료 : 〈아루아루 대사전 II : 웃음의 건강파워편〉(후지TV)

이로써 '하'음만이 유별나게 대량으로 숨을 내쉴 수 있음이 실험으로 증명되었다. 와세다대 대학원(이공학연구과)의 혼다 마사아키(誉田雅彰) 교수에 따르면 '하'음은 성문을 가장 크게 벌리고, 대량으로 숨을 내쉬면서 발생하는 음이라고 한다.

여기서 성문은 공기 진동으로 음을 내는 위치인데 평소에는 성문을 좁혀 내뱉는 숨을 적게 하고 공기진동을 시켜 소리를 낸다. 그런데 '하'음만은 성문을 벌리고 대량의 공기를 통과시켜 소리를 낸다. 그런 이유에서 사람들은 '하'음으로 웃게 되었다는 말이다.

끊어서 웃으면 횡격막은 빠르고 높게 올라간다

'웃음'을 좀더 자세히 관찰하면 '하 · 하 · 하……'하고 '하'음을 짧게 끊어 소리낸다. 그 이유는 무엇일까?

이번엔 조금 큰 종이풍선으로 실험해 보았다. 먼저 '하–'하고 늘여서 내쉬었을 땐 풍선은 완전히 다 부풀어 오르지 않았다. 이에 비해 '하 · 하 · 하……'하고 끊어 내쉬면 금세 동그랗게 부풀어 올랐다. 이것을 동화상 뢴트겐 촬영으로 비교하자 양쪽 횡격막의 움직임에 놀라운 차이가 발견되었다. '하–'의 경우 횡격막이 천천히 올라갔다. 반면 '하 · 하 · 하……'하고 끊어서 내쉬면 횡격막이 더 빠르고 높게 올라갔다. 어째서일까?

횡격막을 밀어올리는 것은 바로 복근이다. '하–'하고 단숨에 밀어올리려면 상당한 힘을 계속적으로 내야 한다. 이에 반해 숨을 끊어서 내쉬면 강한 힘을 조금씩 내면 되므로 쉽게 밀어올릴 수가 있다. 다시 말해 우리가 웃는 짧은 시간 동안 수월하게 많은 숨을 내쉴 수 있는 최적의 방법이라는 말이다. 정말 우리 인간의 몸이 얼마나 훌륭하게 만들어졌는지 감탄이 절로 나온다.

▪ 웃으면 머리가 좋아지고 뇌도 젊어진다 ▪

웃으면 '뇌의 혈류량'이 증가된다

만담을 듣기 전과 후를 비교하면 뇌의 혈류량도 달라진다. 만담이 재미있다고 느낀 대부분 사람에게서 뇌의 혈류량이 뚜렷하게 많아졌다. 즉, 웃을수록 뇌의 혈액순환이 좋아진다. 뇌의 혈류량이 늘어나면 여러 가지 의학적 효과가 나타난다.

우선 뇌혈류가 증가하면 신진대사가 촉진되고, 뇌 활동이 활발해진다. 머리의 혈액순환이 좋아지기 때문이다. 그러면 자연히 정보처리능력이 향상되어 머리도 좋아지고 뇌도 젊어진다.

따라서 알츠하이머 같은 병을 예방하는 최고의 방법은 바로 웃음이다. 그러고 보면 항상 생글생글 웃고 쾌활한 사람이 더 머리회전이 좋은 것도 같다.

'웃음'과 '뇌혈류 증가'는 의학실험에서도 실증되고 있다. 뇌 활동을 '뇌혈류계'로 측정했을 때, 웃자마자 바로 뇌 속의 혈류량이 증가해 웃은 후에 혈류량이 더 증가하는 것을 명백히 알 수 있었다. 만담 감상 전후에 측정했던 다른 실험에서도, 뇌혈류는 만담을 듣고 웃은 후에 64%가 증가하고 23%가 감소하였다. 그리고 14%가 '불변 및 기타'로 나왔다.

웃었을 때 뇌의 혈류가 증가되는 구조는 다음과 같다.

먼저 ❶ 자주 웃어주면 ❷ 볼의 표정근이 빈번하게 움직인다. 그러면 그 속에 있는 ❸ 대정맥이 활발하게 신축하고, 그로 인해 뇌에서 심장

만담을 듣고 웃은 후 뇌혈류량이 증가한 실험 데이터

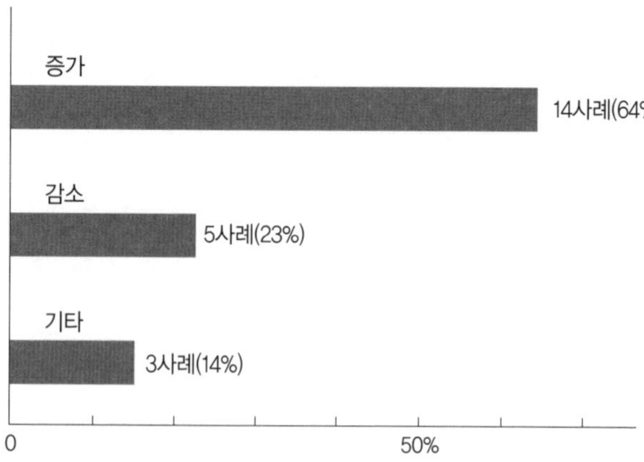

* 자료 : 《병이 낫는다!? 이상한 병원 이야기》 나카시마 히데오 저

으로 돌아가는 ❹ 혈액량이 증가되면서 교체된 ❺ 신선한 혈액이 뇌로 보내진다. 또한 ❻ 복식호흡으로 횡격막을 격렬하게 사용해 혈액순환을 촉진시키고, 그 결과 뇌로 ❼ 영양공급이 늘어나 ❽ 뇌세포가 활성화되면서 뇌가 원활하게 작용한다.

▪ 10분간의 웃음으로 기억력이 20% 향상된다 ▪

정답률 67%에서 85%로 20%나 상승

웃는 것만으로 머리가 좋아지고 기억력도 향상된다. 그리고 자연히 학교 성적도 오른다. 우리 아이들을 많이 웃게 하자. 이 사실은 〈아루아루 대사전 Ⅱ〉의 실험으로도 증명되었다.

실험에는 두 가족(총 5명)이 참여해 합숙을 실시했다. 합숙 중에 이들에게 7자리 숫자를 3초간 보고 기억하는 '기억력 테스트'를 실시했다. 먼저 5명의 최초 평균 정답률은 67%였다.

그런데 여기서 젊은 개그맨이 등장해 재미있는 콩트나 우스꽝스런 대화를 주고받으며 쇼를 보여주었다. 5명은 10분간 포복절도했다. 그 후에 다시 '기억력 테스트'를 실시하자 정답률은 85%로 뛰어올랐다. 단지 10분 동안 웃었을 뿐인데 기억력은 거의 20%나 향상되었다. 한 참가자는 "집중이 더 쉽게 된 것 같다"고 말했다.

웃음으로 인한 뇌혈류 증가와 뇌의 활성화가 기억력 향상이라는 구체적 수치로 입증된 것이다. 전국 학교 선생님들은 이 사실을 좀 주목해주기 바란다.

우리 선생님들은 무뚝뚝하게 찌푸린 얼굴로 교단에 서고 학생들은 침묵을 지키며 수업을 듣는다. 이래서는 그나마 남은 학생들의 기억력과 이해력까지 죽이는 것이나 다름없다. 재밌는 농담 한마디라도 던져 웃음을 유도하면서 수업을 한번 해보자.

그러면 훨씬 학습 효과가 오를 거라고 이 실험이 증명하고 있다. 집에서도 마찬가지로 편안하게 웃음소리가 날 정도의 학습법이 효과적이라 본다.

▪ 중성지방도, 혈당치도 낮추는 웃음의 효과 ▪

50년 만에 약 30배로 급증한 당뇨병

〈아루아루 대사전 Ⅱ〉에서는 가족 합숙 '웃음'실험에서, 두 가족의 혈당치와 중성지방의 변화도 측정했다. 이미 웃으면 식후 혈당치의 상승이 억제된다는 쓰쿠바대학의 실험 등이 확인된 바 있다. 이번 실험에서도 두 가족 모두 합숙 전과 비교해서 혈당치는 뚜렷하게 떨어졌다. 이처럼 웃음은 기억력 상승뿐 아니라 당뇨병 예방에도 효과적이다.

일본인의 당뇨병은 전후 50년 만에 약 30배로 급증했다고 한다. 입이 딱 벌어지는 수치다. 가장 큰 이유는 과식, 즉 너무 먹기 때문이다. 당뇨병에서 무서운 것은 바로 합병증이다. 신부전으로 인한 인공투석, 실명, 인지증(치매) 등등. 게다가 스트레스는 당뇨병의 발병요인 중 하나다. 만사에 짜증을 내면 혈당치가 상승한다. 그런데 웃음이 그것을 억제해 주는 것이다.

의사에게 받은 혈당치 억제제에 의존하며 부작용을 걱정하기보다 코미디나 만담으로 즐겁게 혈당치를 떨어뜨리는 방법이 훨씬 현명하지 않을까?

사망 위험 35배 '죽음의 사중주'

이뿐만 아니다. 웃으면 혈액 속의 중성지방까지 확연히 감소되는 것으로 밝혀졌다. 혈중에 중성지방이 많으면 고지혈증에 걸려 비만, 통풍, 요산혈증뿐만 아니라 동맥경화나 심근경색, 뇌경색 등에 걸릴 위험이 높다. 그 위험인자인 중성지방이 '웃음'만으로 이렇게나 감소되는 것이다. 정말이지 웃음의 치료효과는 경이적이라고 하지 않을 수 없다.

이러한 4대 증상 ❶ 고도비만, ❷ 고혈압, ❸ 고혈당, ❹ 고지혈을 우리는 '죽음의 사중주'라 부른다. 또는 '메타볼릭 증후군'이라고도 한다. 이 사중주에 부합하는 사람의 사망 위험은, 그렇지 않은 사람보다 35배가 높다고 한다. 여기에 ❺ 담배가 추가되면 '죽음의 오중주'다. 그러면 아마 사망률이 50배는 될 것이다. 그러나 ❶~❺ 모두는 많이 웃으면 예방이 가능하다.

후지TV의 〈아루아루 대사전Ⅱ : 웃음의 건강파워 대검증SP〉에서도 이렇게 강조하였다.

"매일 많이 웃으세요! 그러면 혈액이 깨끗해지고 뇌가 활성화되어 생활습관병이나 뇌질환을 예방하는 데 큰 도움이 된답니다."

"평소에 웃을 만한 상황이 많을수록 좋겠네요. 가능하면 웃을 때는 혼자서 웃지 말고 가족들이나 친구들과 함께 이야기를 나누든지 TV를 보면서 박장대소하는 게 건강에도 아주 좋다는 말씀이로군요."

이 프로의 진행자 사카이 마사아키(堺正明) 씨도 완전히 감탄한 듯 말하자, 그 뒤를 이어 또 다른 출연자도 "신경 써서 이렇게 (양볼을 올리고) 항상 웃으면 인상도 바뀌고 인생까지 바뀐다니……"라며 고개를 연신 끄덕였다.

▪ 웃으면 뇌가 편안해진다 ▪

웃은 후 알파파(안정) 또는 베타파(활성)가 증가된 사람은 80%

웃으면 뇌가 편안해진다. 이 점은 최신 과학에서도 증명되었다. 뇌의 활동은 뇌파의 관찰을 통해 알 수 있다. 나카시마 히데오(中島英雄)

의사(군마대학 뇌신경외과병원 원장)는 실험(61명 대상)에서 만담을 들은 후 29명(48%)에게서 알파파(편안한 호흡)와 베타파(활성)가 함께 증가했음을 확인했다. 여기에 알파파 또는 베타파가 증가한 것까지 포함하면 만담은 총 49명(80%)의 뇌에 '안식'과 '활성' 효과를 준 셈이다.

뇌파는 문자 그대로 뇌에서 나오는 전기신호의 파동이다. 대뇌에는 신경세포가 약 140억~150억 개나 있다고 한다. 이들 신경세포 하나하나는 컴퓨터의 반도체칩과 동일하다. 하나의 신경세포는 별 모양을 하고 있고, 몇 가닥이나 되는 '전선', 즉 뉴런(신경섬유)에 의해 다른 '반도체칩'과 연결되어 있다. 각각의 신경세포는 전기적으로 정보처리를 하

웃기 전과 웃은 후의 알파파와 베타파의 변화

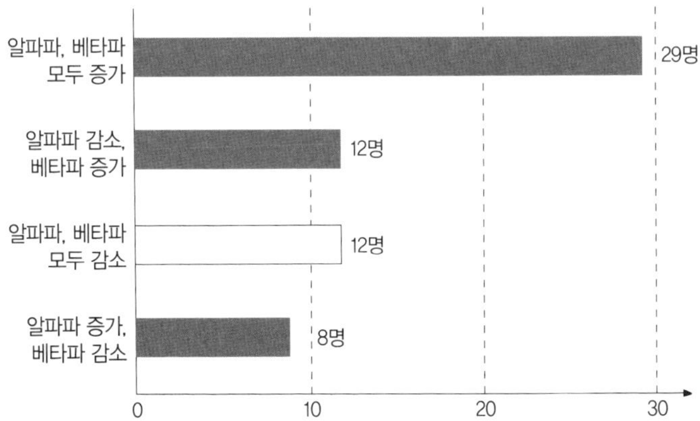

(조사 : 나카시마 히데오 의사, 피험자 수 : 61명)

* 자료 : 《웃으면 면역력이 좋아진다》 다카도 베라 저

고 전기신호로 다른 신경세포에게 전달한다.

그러고 보면 뇌의 활동은 컴퓨터와 조금도 다를 바 없다. 말하자면 뇌 자체가 바로 초정밀 '바이오컴퓨터'이다. 신경세포 사이에 전기가 흐른다는 말은 미미한 전위차가 있다는 뜻이다. 이들 신경세포 하나하나에 전극을 꽂고 그 내부의 전위 변화를 기록한 것이 '세포 내 전위'이고, 신경세포의 외부로 샌 전위를 기록한 것이 '세포 외 전위'이다.

각각의 신경세포가 왕성하게 정보(전기신호) 교환을 하고 있으면, 그것은 외부에도 전위차라는 변화의 파동으로 새어나가게 된다. 전문가는 "집음 마이크로 군중들의 말을 듣는 거나 마찬가지이다"라고 말한다. 요컨대 지금 뇌가 흥분 상태인가, 아니면 편안하고 안정된 상태인가를 바로 이러한 '도청'으로 알 수 있다.

웃음은 뇌의 기능개선과 억제작용을 한다

'알파파'는 뇌가 안정되면 후두부를 중심으로 알파파가 나온다. 반면 이때 전두부 중심에서는 소량의 베타파가 관찰된다. 이 순간이 뇌가 가장 편안함을 느끼는 상태다. 알파파는 이를테면 선승이 좌선을 하거나, 종교인이 명상을 할 때 관찰된다. 알파파는 몸도 마음도 느긋하게 안식을 취한 상태를 표시한다. 말하자면 스트레스에서 해방된 상태다. 그래서 무아의 경지를 나타내는 뇌파로 불리기도 한다.

'베타파'는 "아, 맞다. 장 보러 가야지"라는 식으로 뭔가 생각하기 시작하면 베타파가 부쩍 강해진다. 이 뇌파는 뇌가 활성화되었다는 사인이다. "신경질적인 사람이나 언제나 머릿속으로 잡생각을 하는 사람은 때때로 베타파가 차지하는 비율이 높다"라고 뇌신경외과의 나카시마 히데오 의사는 말한다. 이런 사람이 만담을 들으면 알파파가 차지하는 비율이 늘어나 일시적이나마 뇌는 안정을 찾는다고 한다.

'세타파'는 알파파가 나왔을 때보다 뇌의 활동은 더 조용해진다. 주로 수면시에 세타파가 나온다.

뇌파의 종류

뇌파	주파수	뇌파계(1초간)	의식상태
β(베타)	13.0–30.0Hz	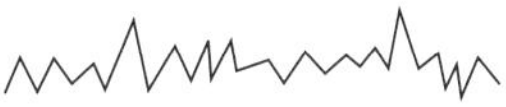	평소, 긴장, 걱정
α(알파)	8.0–13.0Hz	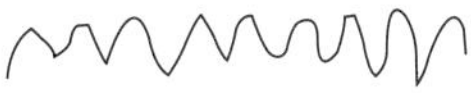	몰두, 집중, 명상
θ(세타)	4.0–8.0Hz	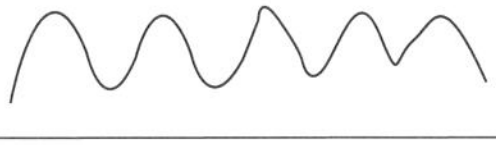	잠시 조는 상태와 의식의 사이
δ(델타)	2.0–4.0Hz	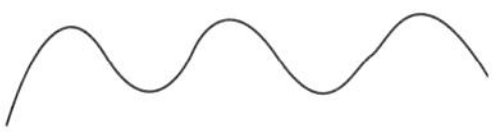	숙면 중, 무의식

뇌파란 뇌의 활동에 따라 발생하는 전파를 일컫는다. 뇌파신경세포가 내는 약한 전기 활동을 두개골 바깥, 또 그 바깥의 두피 위에 댄 전극으로 포착하고 이를 증폭시켜 눈에 보이는 파형으로 표시한 것으로, 위와 같이 분류된다. 뇌파를 측정하면 그 사람의 뇌(마음) 상태도 알 수 있다.

*** 자료 : 《웃으면 면역력이 좋아진다》 다카도 베라 저**

'델타파'는 '서파'라고도 한다. 뇌 활동이 더 저조해지면 측정되는 뇌파도 매우 미약해진다. 그것이 델타파다. 뇌출혈 등으로 의식불명 상태가 된 환자의 뇌에서 이렇게 꺼져가는 희미한 델타파가 가까스로 관찰된다. 이는 뇌사 직전의 뇌라 봐도 좋겠다. 극심한 사고로 뇌에 손상을 입은 뇌좌상이나 지주막하 출혈인 환자에게는 이와 같이 미미한 델타파밖에 관찰되지 않는다.

그런데 이들 환자에게 농담을 해서 웃게 하면 순식간에 델타파가 격감한다. 환자가 웃은 것만으로 말이다. 뇌신경외과 의사도 "뇌기능이 좋아지고 있다!"며 놀란다. 이렇게 웃음은 기능이 저하된 사람의 기능 개선을 촉진시키고(델타파 → 베타파), 반대로 기능이 항진된 사람에게는 억제작용을(베타파 → 알파파) 한다.

웃음은 뇌기능(전두엽)을 활성화한다

다음 그림은 만담을 듣고 '웃기 전'과 '웃은 후'의 뇌파 변화를 나타낸 실험 데이터다. 그림에서 검은색 부분은 뇌기능 저하를 가리키는 델타파(서파)가 발생한 부위이다.

"웃기 전과 후를 비교하면 검은색 부분(델타파)이 줄어들어 확연한 차이를 보인다. 웃음은 뇌의 기능, 그중에서도 전두엽의 기능을 활성화시킨다"고 나카시마 히데오 의사는 설명한다.

그 밖에 뇌기능의 변화를 관찰하는 방법에 뇌혈류 측정이 있다. 뇌

만담을 듣고 웃은 사람의 뇌가 활성화된 실험 데이터

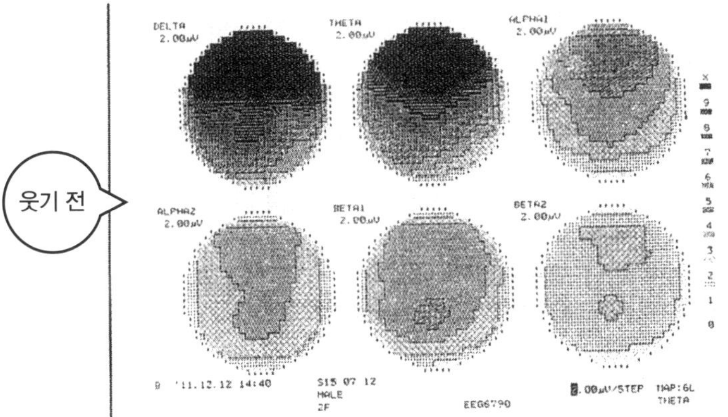

웃기 전과 후, 뇌의 혈류가 확연히 다르다.
웃으면 델타파(검은색 부분)가 감소하고 뇌는 활성화된다.

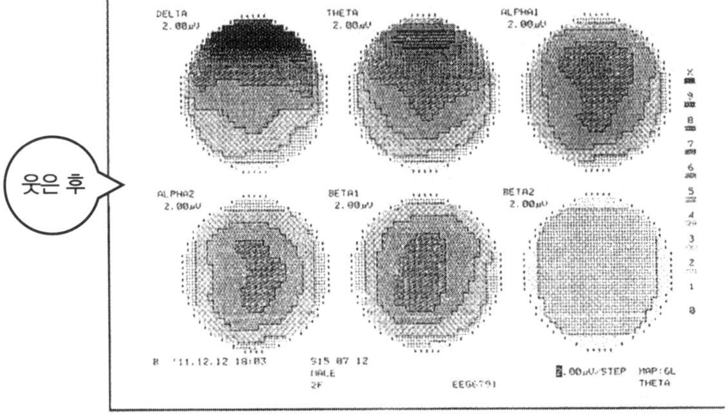

＊ 자료 : 《웃음의 처방전》 나카시마 히데오 저

의 어느 부분에 얼마만큼 혈류가 늘어났는지 알면, 그 부분 뇌의 왕성한 활동을 증명할 수 있다. 뇌의 혈류 증감을 측정하는 장치로는 방사선동위원소를 주입해 측정하는 '뇌순환 측정장치'가 있다. 이들 장치의 활약으로 '웃기 전'보다 '웃은 후'에 뇌 속의 혈류가 확연하게 큰 폭으로 증가한 것이 입증되었다.

웃음은 머릿속의 혈액순환을 원활하게 해 머리를 좋아지게 만드는 지름길이다. 따라서 특히 수험생에게 큰 도움이 될 것이다. 코미디 방송을 보며 기분전환을 하는 수험생이 더 나은 점수를 받을 수 있다는 말이다. 말 그대로 웃으면 복이 온다.

▪ 웃음은 불안과 공포를 누그러뜨린다 ▪

스트레스와 불안으로 '전쟁 모드'에 돌입

누구나 강한 불안과 공포를 느낄 때가 있다. 그러면 뇌는 아드레날린이나 노르아드레날린이라는 호르몬을 급격히 분비한다. 이들은 '분노호르몬' 또는 '공격호르몬'이라 불린다. 즉, 인체는 불안, 공포를 주는 스트레스를 '외부로부터의 공격'이라고 판단하는 것이다.

이때 취하는 대응은 두 가지다. '피하느냐' 아니면 '반격하느냐' 어느 쪽을 취하든 생체 입장에서는 긴급사태다. '평화 모드'는 끝났다. 그 순간부터 우리 몸은 '전쟁 모드'에 돌입한다. 도피든, 공격이든 한순간의 행동이 요구된다. 민첩한 움직임이 생사를 좌우한다.

일단 먼저 혈관이 급속도로 수축한다. 혈압을 올려 생체는 순간적인 반사 모드에 돌입하는 것이다. 벌게진 얼굴로 화를 내는 사람보다 창백해지는 사람이 더 무섭다. 왜냐하면 창백한 얼굴이 혈관수축의 정도가 강하기 때문이다. 즉, 분노의 정도가 심각함을 창백함으로 표시한다.

분노호르몬을 중화하는 엔도르핀

이처럼 생체는 과도한 스트레스를 느끼면, 온몸을 전투 모드로 바꿔 스스로를 보호하려는 활동을 한다. 그런데 그게 다 좋지만은 않다. 사실 스트레스 자극으로 뇌 속에 분비된 아드레날린, 노르아드레날린은 인체에 맹독물질이기 때문이다.

이 물질들은 독사의 독보다도 훨씬 무섭다. 당연히 신체 곳곳을 돌아다니며 다양한 병을 유발한다. 이 맹독물질을 중화하는 것이 바로 베타 엔도르핀(β-endorphin)이다. 말하자면 뇌 속의 쾌락물질로, '뇌 속의 모르핀'이라는 별명으로도 불린다(엔도르핀에는 4종류 있다. 뇌에서 분비되어 쾌감을 주고 마음을 가라앉혀 주므로 '쾌락물질'이라고도 불린다).

"인간의 뇌에서 엔도르핀의 존재가 확인되었다. 엔도르핀은 분자구조와 효과 측면에서도 모르핀과 흡사한 물질이다. 이는 곧 인체 자체에 준비된 마취제이자 이완제다. 그래서 인간이 통증을 견딜 수 있도록 도와준다"는 노먼 커즌스의 말처럼, 뇌에서 분비된 베타 엔도르핀은 아드레날린이나 노르아드레날린에 작용해 맹독을 중화, 소거하여 우리 몸을 원래의 '평화 모드'로 돌아오게 해준다.

웃으면 분비되는 엔도르핀은 NK세포의 영양원

베타 엔도르핀은 웃을 때 뇌에서 왕성하게 분비되는 물질이다. '웃음'이 고통이나 스트레스를 누그러뜨려 주는 데에는 평온함을 추구하는 메커니즘이 있다.

니시신주쿠 클리닉 원장인 다카하라 기하치로(高原喜八朗) 의사는 이렇게 설명한다.

"웃음은 면역력을 키워주기 때문에 암에 좋다. 이는 당연하면서도 가장 간단하다. 그리고 누구나 알다시피 웃음은 베타 엔도르핀을 분비한다. 그것과 NK세포에 관련된 기초연구는 20년 전부터 많은 논문을 통해 발표되고 있다. 웃으면 NK세포의 활성이 강해진다. 시험관에 NK세포를 배양하고 거기에 베타 엔도르핀을 떨어뜨렸더니 시험관이 NK세포로 가득 찼다는 연구결과도 있다. 즉, 베타 엔도르핀에 의해 NK세포 활성화가 강해졌다. 결국 웃음은 생명에너지의 영양원인 셈이다. 그런 연유로 사람들은 즐겁게 웃고, 또 그렇게 살기를 바라는 것이리라. 그것은 또 건강하기를 소망한다는 증거다. 그래서 본능적으로 베타 엔도르핀을 많이 만들려고 한다."

▪ 타액으로 웃음의 효과를 간단히 측정한다 ▪

만담을 들으면 '산성도(mV)'가 저하

나카시마 히데오 의사는 병원에 마련된 무대에 직접 올라 만담을 펼치는 한편, 웃음의 효과를 의학적으로 측정하는 실험에도 몰두하고 있다. 만담을 듣기 전과 후의 '타액 산성도(mV)'를 체크하면 얼마만큼 스트레스가 완화되었는지 판단할 수 있다.

인체는 스트레스가 많이 쌓일수록 타액의 산성도가 50mV 이상(끈적하다)으로 커진다. 반대로 스트레스가 적으면 타액은 환원되어 50mV 이하(맑다)를 가리킨다.

헬스 키퍼라는 측정기를 사용해 산성도를 mV단위로 측정해본 결과, 만담을 들은 후 참가자 전원의 타액 산성도가 낮아졌다. 이로써 만담을 들으면 '뇌 속의 마약' 효과로 스트레스가 해소되는 사실이 수치로도 증명되었다.

타액 속의 스트레스 호르몬 감소

코르티솔과 크로모그래닌(chromogranin) A는 스트레스 호르몬으로 알려졌다. 그래서 스트레스를 받으면 거기에 비례해서 분비가 증가한다. 그것은 타액 속에도 분비되므로, 타액 속의 코르티솔 등의 농도를 측정하면 스트레스 정도를 측정할 수 있다.

'만담'을 듣기 전과 후에 측정하자 절반 이상의 사람에게서 타액 속의 코르티솔이 감소했다. 그리고 크로모그래닌 A는 무려 4분의 3이 감소했다. 즉, 만담을 감상한 대부분의 사람이 스트레스에서 해방되었다는 증거다. 그중에서도 여자일수록, 만담이 좀더 귀에 익은 사람일수록, 그리고 항상 소리 내어 잘 웃는 사람일수록 특히 코르티솔 수치가 많이 낮아졌다. 이처럼 자주 웃으며 생활하는 사람일수록 웃음의 효과는 크다.

타액으로 스트레스 정도를 측정

그 밖에도 타액에는 각종 스트레스 성분이 녹아 있어서 스트레스 검사에 최적이다.

예를 들어 소화효소인 아밀라아제는 전분을 분해하는 작용을 한다. 그런데 아밀라아제는 정신적인 스트레스를 받으면 분비량이 많아지는 특징이 있다. 이것은 긴장하면 심장이 두근두근거리거나, 손에 땀이 흥건해지는 것과 동일한 반응이다. 또한 아밀라아제의 분비량은 스트레스의 강도에 비례하기 때문에 스트레스 수치를 측정하는 데 안성맞춤이다.

이 아밀라아제의 스트레스 반응을 이용해 상품 개발된 측정기가 '코코로 미터(Cocoro Meter)'이다. 일본 의약기기 제조업체로 알려진 (주)니프로가 개발해 판매하고 있다. 크기가 9×13cm(가로×세로)로 간편하게 휴대 가능하다.

만담을 듣고 웃자 타액 속 스트레스물질이 2종류나 감소

① 만담 듣고 웃은 사람의 코르티솔 수치가 감소한 실험 데이터

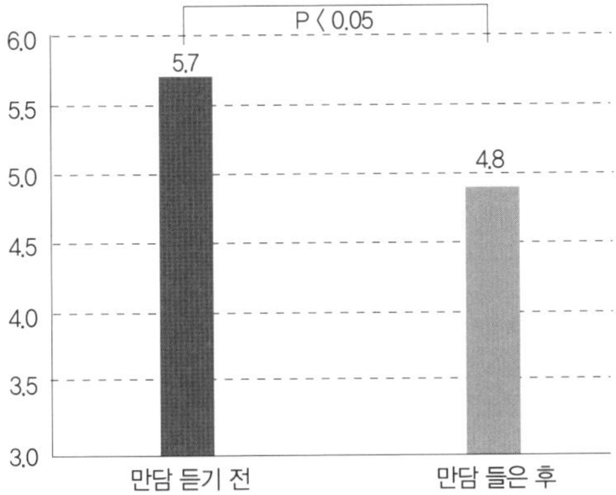

② 만담 듣고 웃은 사람의 크로모그래닌 A 수치가 감소한 실험 데이터

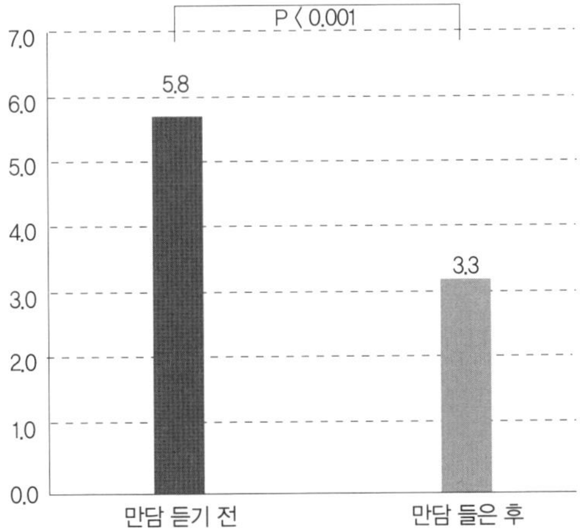

* 자료 : 〈오사카부립 건강과학센터 연보〉

측정방법도 간단하다. 전용 칩을 혀 아래에 넣고 타액을 채취해 측정기에 넣으면 불과 30초 만에 스트레스 판정이 나온다. 그 수치는 KU/L 단위로 표시되고, 스트레스 정도는 '없다' · '약간 있다' · '있다' · '많이 있다'의 4단계로 보여준다. 이것 역시 '웃음의 효과' 측정에 사용할 수 있다.

▪ 재활치료에서 웃음의 힘이 발휘되다 ▪

웃는 얼굴이 넘치는 병원 대기실

병원 대기실에 수십 명의 환자들이 방의 한 모퉁이를 올려다보며 들어선다. 나카시마 의사가 원장으로 일하는 군마대학 뇌신경외과병원의 풍경이다. 거기에는 텔레비전이 설치되어 한창 만담이 펼쳐지고 있다. 집중해서 바라보는 지긋한 나이의 환자들의 얼굴……. 여기저기 파안대소가 터지고 웃음이 흘러넘친다.

보통 병원 로비나 대기실만큼 침울한 분위기는 없다. 하나같이 입을 꾹 다물고 시선을 떨어뜨리고 있다. 그거야 병원이니까 당연하다? 그게 그렇지가 않다. 병원 측에서 환자들의 마음을 풀어주기 위한 노력이 부족하기 때문이다.

그런데 이 병원은 다르다. 우스꽝스러운 만담이 보여주는 익살과 출연자의 몸놀림에 환자들은 터지는 웃음을 주체하지 못한다. 만담가를 자청해 무대까지 오르는 나카시마 원장은 그야말로 웃음의 급소를 터득한 사람이다.

그는 환자의 재활치료(rehabilitation)에도 웃음의 힘을 적용했다. 처음에는 만담에 익숙지 않아 어색하게 웃어보이던 사람도 몇 번이나 듣는 동안 점차 익숙해져 자연스런 웃음을 터뜨리게 된다.

나카시마 원장은 이렇게 말한다.

"점점 여기 오는 일을 즐거워합니다. 뇌의 재활치료를 할 때 가장 빠른 방법이지요."

재활치료 효과가 비약적으로 향상

이 병원은 지주막하 출혈이나 뇌경색 등 심각한 뇌질환 환자들에게 만담을 들려주는 재활치료로 효과를 높이고 있다. 발음훈련이나 근육훈련 등과 같은 고통스런 재활훈련에 '웃음'이라는 에센스를 투입했을 때 비약적으로 차도가 보이는 일이 있다고 한다. 뇌질환 후유증으로 처음에는 말도 전혀 못했던 중년 여성도 지금은 "아주 좋아요!"라며 웃어 보인다.

"지금 재활치료를 받고 있으니까요. 점점 좋아지고 있어요."

나카시마 원장은 만담의사를 자청하며 환자들을 앞에 두고 한바탕 연설을 한다. 환자의 회복 정도는 무대에서 바라보면 잘 알 수 있다. 상태가 나쁠 때는 어떤 재밌는 이야기를 해도 반응이 없다. 하지만 상태의 회복에 따라 미소를 짓거나, 큰소리로 웃는 등 표정도 점점 풍부해진다.

나카시마 원장은 무대에서 진찰을 하는 셈이다. 그 한편으로 효과를 임상적으로 집계하고 고찰한다. 환자들은 만담을 들을 때 귀로 들어오는 '언어정보'를 분석하고 그것을 '시각적'으로 상상하며 자신의 체험과 비교해 거기에 어울리는 스토리를 구성해간다. 그리고 우스갯소리로 마무리를 지으면 "아아, 그렇구나!"하고 수긍하게 된다.

만담을 듣는 일이 이렇게나 논리적이고 복잡한 뇌의 작업이기 때문에 뇌졸중 같은 뇌질환 후유증으로 고생하는 환자에게는 좋은 훈련이 된다.

웃음이 있는 병원으로 바꿔보라

우선 전국의 병원에서 대기실이나 로비에 놓인 텔레비전에 만담 방송이나 코미디 방송을 틀어주기를 바란다. 이런 종류의 방송을 끝없이 틀어두면 무의식적으로 그쪽에 눈이 간다. 그러다가 거기에 휩쓸려 깔깔거리고 웃다보면 바로 효과가 나타난다. 그리고 다른 환자에게까지 전염되는 사실은 이미 증명되었다.

여러분의 병원도 한번 웃음 클리닉으로 꾸며 보는 건 어떨까? 아마 앞으로는 환자들이 음침한 병원은 찾지 않을지도 모른다.

▪ 놀랍게도 만담으로 관절 류머티즘을 치료하다 ▪

기분, 신경증, 통증 등의 항목을 점검

일본 의과대학의 요시노 신이치 교수가 흥미로운 실험을 실시했다. 그의 저서《웃음과 면역력》에서 그 개요를 소개한다.

1995년 3월, 일명 '즐거운 웃음 실험'이 펼쳐졌다. 피험자는 요시노 교수가 진찰하고 있는 26명의 관절 류머티즘 환자들이다. A그룹은 모두 여성으로 평균 나이는 58세, 발병된 기간은 평균 19년으로 길다. B그룹은 이런 의학 실험에 없어서는 안 될 비교대조 그룹이다. 이른바 컨트롤 군으로 26명의 건강한 여성들이다. 여기에는 환자들의 가족, 친구, 병원직원 등이 참가했다. 평균 나이는 51세다.

이 실험의 '웃음' 제공자로는 평소에 요시노 교수가 친하게 지낸다는 만담가 하야시야 기쿠조(林家木久藏) 선생을 모셨다. 무대에 오르자마자 순식간에 웃음을 유발하는 인물이므로 최적의 만담가라 할 수 있다.

요시노 교수는 '웃음'의 효능을 측정하는 기준으로 ❶ 기분 정도, ❷ 신경증 정도, ❸ 통증 정도(관절 류머티즘 환자), ❹ 신경계 · 내분비계 · 면역계에 미치는 영향이라는 4가지 항목을 작성했다. 이 4가지를 만담을 듣기 전과 들은 후에 측정해 웃음의 의학적 효과를 구체적으로 측정하기로 했다.

웃기 전엔 우울과 긴장 상태

만담을 듣기 전에 ❶~❹의 항목을 조사하니 환자 그룹인 A는 건강한 그룹 B에 비해 신경증 경향, 우울 상태, 강한 긴장감, 이상 면역반응, 염증 고조, 심한 통증감 등을 나타냈다.

장소는 일본 의과대학 부속 제1병원의 임상강당으로 만담 쇼를 하기에는 어울리지 않았지만, 붉은색과 흰색의 막을 치고 단상은 금병풍으로 꾸며 진짜 만담 무대처럼 장식했다. 무대 등장 음악은 어쩔 수 없이 테이프로 대체했다.

그곳에 A그룹, B그룹 합쳐 총 52명의 중년 여성들이 모였다. 경쾌하고 재치 있는 음악에 맞춰 마침내 기쿠조 선생이 등장, 그와 동시에 테이프가 도중에 끊겼다. 무대에 오르려던 선생도 거기에 맞춰 넘어졌다.

순간 그 모습을 보고 장내에는 웃음이 터졌다. 경쾌한 분위기에 기쿠조 선생도 기분이 고조되었고, 분위기를 탄 절묘한 만담으로 폭소가 만발했다.

만담 쇼가 끝나고 기쿠조 선생이 무대에서 내려오고 나서도 요시노 교수는 태평하게 자리를 지켰다. 우선 두 그룹에게 얼마나 재미있었는지를 물었다. 이때 10cm의 눈금을 사용한 'VAS(visual analogue scale)법'을 사용했다.

기분, 신경증, 통증이 개선되다

A그룹은 평균 9.40cm, B그룹은 8.84cm라는 결과가 나왔는데 VAS법의 이 수치는 통계적으로는 양 그룹에 차가 없으며, 양쪽 다 '매우 재미있었다'에 해당되는 응답이다. 기쿠조 선생도 어깨가 으쓱거릴 만한 결과가 나왔다(정반대의 결과였더라면 큰일날 뻔했다).

이번에는 측정항목 ❶~❹의 변화를 정밀하게 측정해 보았다.

❶ 기분 정도 : 미국 류머티즘 전문의, 로리쉬 의사가 개발한 '표정평가법'으로 측정했다. 표정평가법은 앞서 설명했다시피 웃는 얼굴에서 우는 얼굴까지 그려진 20가지 표정 그림 중에서 '지금 내 기분에 맞는 표정'을 선택하는 방법이다. 전원이 만담을 듣기 전과 동일한 테스트를 하고 선택한 표정이 얼마나 웃은 얼굴에 근접했는가로 기분을 판단한다. 만담을 들은 후 A, B그룹 모두 5포인트나 좋아졌다(20포인트 중).

❷ 신경증 정도 : '우울 상태'도 이런 식으로 호전되었다.

❸ 통증 정도 : 이것은 류머티즘 환자들인 A그룹만 VAS법으로 측정했다. 그 결과 만담을 듣기 전과 비교해 통증이 크게 개선되었다. 만담을 들으며 터뜨린 폭소가 관절 류머티즘의 통증을 확실히 완화해 주었다.

❹ 신경계 · 내분비계 · 면역계에 미치는 영향 : 인간의 몸속 정보계는 신경계 · 내분비계 · 면역계로 3가지가 있다. 정확하게는 기(氣)의 경락계도 추가되어 4가지이다. 이것이 뇌의 시상하부 부분에서 연결되어 대뇌(주로 전두엽)가 지령실(컨트롤센터) 역할을 한다. 이들은 독립된 계

통이 아니라, 서로 간에 정보가 마음대로 건너뛰기 때문에 마치 뽑기라도 하듯 정보를 예측할 수 없어, 복잡 미묘한 심리나 생리현상이 생겨나는 것이다.

“대뇌는 마음을 만드는 장소이기도 해서, 과도한 정신적 스트레스와 자극을 받으면 그것이 우리 몸의 조정기능에도 영향을 준다. 이런 마음을 웃음으로 뒤흔들었을 때 우리의 몸 상태가 어떻게 달라지는지 지켜보도록 하자.”

이것이 바로 요시노 교수가 원하던 실험 목표였다.

스트레스물질인 코르티솔 수치가 급감

그 결과 역시나 ‘웃음’으로 스트레스물질인 코르티솔이 감소했다. 그리고 환자 그룹은 통증이 줄었다고 응답했다. 이를 뒷받침하듯 신경계에 일어난 많은 변화가 코르티솔 수치로 입증되었다. 이 코르티솔은 바로 스트레스 호르몬으로, 스트레스가 늘어나면 금세 혈중 수치가 급증한다.

만담을 들은 후 환자들인 A그룹의 코르티솔 수치가 기준치 범위 내로 확 떨어졌는데, 건강한 B그룹의 코르티솔 수치가 변하지 않은 것은 원래부터 이 사람들은 스트레스를 느끼지 않는 상태였기 때문일 것이다.

만담을 들으며 웃은 사람의 코르티솔 수치가 감소한 실험 데이터

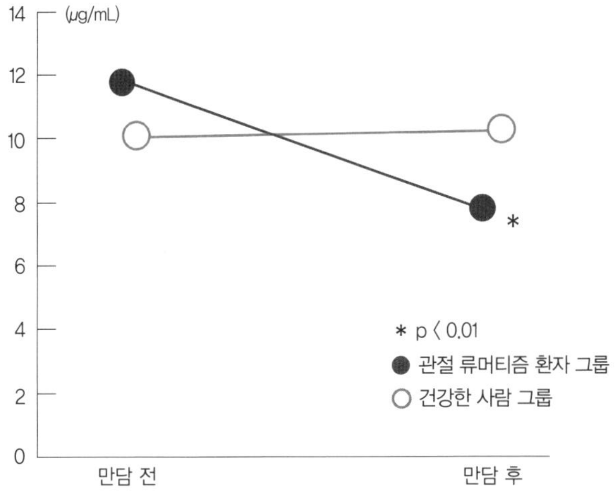

* 자료 : 《뇌 속 리셋 – 웃음과 눈물이 인생을 바꾼다》 요시노 신이치 저

어떤 의약품보다 류머티즘에 효과가 높다

또 요시노 교수는 감동한다. 웃은 후에 관절 류머티즘을 악화시키는 인터로이킨-6 수치가 극적으로 떨어졌기 때문이다. 현재 나와 있는 어떤 약을 사용해도 단기간에 이 정도로 수치를 낮출 수는 없다. 그 결과 '웃음'은 지상의 어떤 의약품보다 류머티즘에서 눈부신 효과를 입증했다.

염증 촉진작용을 하는 인터로이킨-6은 류머티즘 환자들에게는 대량으로 분비되기 때문에 증상이 악화된다. 만담을 들은 후, 류머티즘 환

만담을 들으며 웃은 사람의 인터로이킨-6 수치가 감소한 실험 데이터

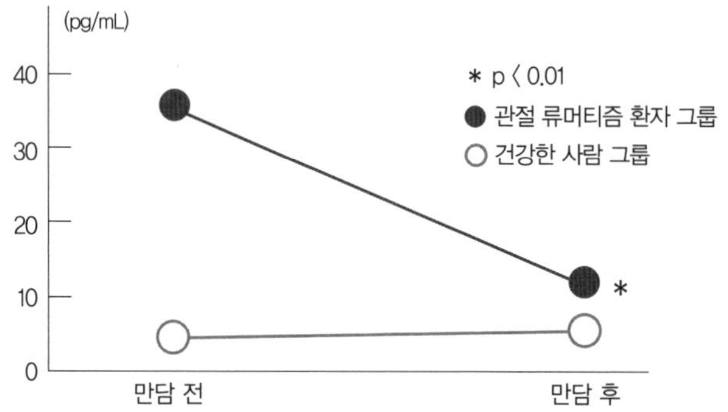

* 자료 : 《뇌 속 리셋 – 웃음과 눈물이 인생을 바꾼다》 요시노 신이치 저

자의 이 수치가 급감한 것에 요시노 교수는 "웃음이 명의나 다름없다"라며 믿음을 굳혔다.

그러나 이 결과를 국내 학회에 발표하자 "만담으로 낮아질리 없다", "미심쩍다"라는 혹평을 받았다. 새로운 연구에 불신과 증오를 품는 일본 의사들의 편협함이 바로 여기에 있다. 그래서 요시노 교수는 권위 있는 류머티즘 전문지에 논문을 투고했고, 그 결과 심사에 통과해 지상에 게재될 수 있었다.

우리 몸은 쓸데없는 일은 하지 않는다

요시노 신이치 교수는 한 가지 더 흥미로운 실험 데이터를 얻었다.

이들 수치 변화는 환자 그룹인 A에서만 나타났던 것이다.

"스트레스물질인 코르티솔과 인터로이킨-6 모두, 건강한 사람 그룹인 B에서는 만담을 듣기 전이나 후나 전혀 변화가 없었다. 건강한 사람의 체내 환경은 원래 균형이 잡혀있기 때문에 마음을 동요시켜도 특별히 변화를 일으킬 필요가 없었을 것이다. 우리 몸은 쓸데없는 일은 하지 않는다!"라고 요시노 교수는 '인체가 가진 절묘한 균형감각'에 감탄하며 말했다.

뒤이어 2003년 요시노 신이치 교수는 4번째 실험을 시도했다. 이번에는 류머티즘 염증의 억제물질(인터로이킨-1리셉터 안타고니스트)에 주목했다.

역시 만담과 관련된 실험을 실시했다. 그 결과 웃으면 이 염증 억제물질이 증가한다는 사실을 확인했다. 그것도 증가변화가 염증의 정도가 높을수록 뚜렷하게 나타났다고 한다. 염증을 악화시키는 물질은 줄이고, 염증을 억제시키는 물질은 늘린 웃음의 절묘한 효과가 입증된 것이다.

요시노 교수는 다음과 같이 결론을 내렸다.

"즐거운 웃음은 헝클어진 기능을 정상으로 되돌린다. 각자의 기능을 원활하게 작동시켜 염증에 대항한다. 그리고 기준치 이상의 과다한 작용은 하지 않는다. 그것이 약과 다르다."

즉, 웃음에는 약과 달리 부작용이 없다. 그의 말은 계속 되었다.

"하늘은 인간이 고통을 잊을 수 있도록 우리에게 웃음을 부여해줬다. 하늘로부터 받은 웃음에 감사하는 마음을 갖고 많이많이 활용하자. 밝고 활기찬 인생을 보내기 위해서라도!"

그런 의미에서 웃음의 기적적인 류머티즘 치료효과를 가져온 하야시야 기쿠조 선생의 우스갯소리로 마무리를 지어본다.

"류머티즘에는 웃음이 효과 만점이다!"

5장

웃음과 감사하는 마음은 유전자도 바꾼다

▪ 긍정적인 마음은 좋은 유전자를 발현한다 ▪

무라카미 학설 – 웃음은 유전자도 바꾼다

"웃음은 유전자도 바꾼다."

이렇게 말하면 대부분의 유전자학자들에게조차 "에이, 설마"하고 무시당할 듯싶다. 그런데 그 가설을 진지하게 발표하고 훌륭하게 입증한 과학자가 있다. 일본 유전자 연구의 일인자이자 쓰쿠바대학 명예교수인 무라카미 가즈오(村上和雄) 박사다.

"정신적인 인자는 좋은 유전자의 발현(스위치 온)에 관여한다"는 이 가설을 좀더 풀어 설명하면, 긍정적(positive)인 인자는 좋은 유전자를 발현하고, 부정적(negative)인 인자는 좋은 유전자의 발현을 억제한다(스위치 오프)는 것이다.

이 무라카미 학설을 알기 쉽게 대담 방식으로 해설한 책이 《살아있다! 그것만으로도 훌륭하다》이다. 대담 상대는 아베 히로유키(阿部博幸) 의학박사(구단 클리닉 원장)로, 아베 박사도 암 통합치료 분야에서 눈부신 성과를 올렸다.

유전자에는 약 30억 개나 되는 정보가 들어 있다. 그러나 이들 모두가 활동하지는 않는다. 피아노 건반과 같은 모양으로, 두드려야 '정보'가 나온다.

"유전자에는 '움직여라, 잠들어라' 같은 지령정보도 들어 있다. 이것을 유전자 스위치의 온(on)/오프(off)라고 한다. 유전자는 갖고 태어난 것이지만, 후천적인 요인으로 온/오프 할 때가 있다. 그 온/오프에는 3가지 요인이 있는데, 제1이 물리적 요인, 제2가 화학적 요인, 그리고 제3이 정신적 요인과 관계하고 있다. 그중에서 마음이나 생각 같은 정신적 요인이 지금 주목받고 있다."

이러한 무라카미 박사의 설명이 우리 동양인들에게는 마음에 확 와 닿는다. '심신일여(心身一如)', 즉 몸과 마음은 하나다. 이는 동양의학의 근간이자 동양사상의 핵심이기 때문이다.

마음이 아프면 몸도 아프다

'병기(病氣 : 일본어로 병을 가리키는 한자)'라는 문자가 모든 것을 말해준다. 다시 말해 마음(氣)이 아프기(病) 때문에 병(病氣)에 걸리는 것이다.

그러나 과거 고대에는 서양사상도 '심신일여'라는 동양사상과 일치했다고 본다. 왜냐하면 영어로 병을 'disease'라고 써서, 'dis(아니다) + ease(안식)'이라는 의미가 있기 때문이다.

요컨대 병이란 '마음이 편하지 않는 상태'라고 설파하면서 그것을 언어로 남긴 것이다. 바로 일본어로 '병(病氣)'의 의미와 일맥상통한다.

이미 고대에는 동양이나 서양이나 "마음이 편하지 않으면 병이 온다"는 진실을 간파하고 있었다.

■ 여배우들이 아름다움을 유지하는 비결 ■

강하게 바랄수록 관련 유전자는 스위치 온

아베 박사는 "절망하기보다 적극적으로 치료에 임하면 더 좋은 결과가 나온다"라고 말한다. 이에 무라카미 박사도 "바라면 이루어진다는 말은 꽤 종교적이긴 해도 과학적으로 충분한 데이터가 나와 있다. 강렬히 바라는 것은 그 소망과 관련된 유전자가 온(on)이 되는 거라 여겨진다"라고 호응한다.

다음 사례를 들으면 독자들도 납득하지 않을까? 이를테면 여배우들은 어쩜 그리도 항상 젊고 아름다운가? 대표적 예로 유미 가오루 씨를 보자. 도무지 나와 같은 56세로는 보이지 않는다. 몸매는 14세 데뷔 당시와 전혀 달라진 게 없다. 피부도 20대라 해도 과언이 아니다. 촬영현장에서도 유미 씨는 입버릇처럼 "나 예뻐?"라고 말하며 싱긋 웃는다.

언제까지나 젊고 아름다운 모습이고 싶다는 강한 바람이 잠재의식 속에서 작용해 젊음과 아름다움을 유지하는 유전자를 지속적으로 발현시킨 걸까? 그리고 유미 씨는 궁극의 기공(氣功)이라는 '니시노식 호흡법'을 실천하는 연예인으로도 유명하다. 그 잠재의식을 향한 움직임은 평범한 사람을 초월해 보인다.

여배우 모리 미쓰코 씨도 전혀 85세로는 보이지 않는 젊음을 간직했다. 이 역시 젊음을 열망하는 여배우 정신이 그와 관련된 유전자를 발현시키는 것일까?

반대로 "마음이 늙으면 얼굴도 늙는다"는 말은 누구나 알고 있다. 의학 분야 중에 최면요법 또는 암시요법이라 불리는 분야가 있다. 이른바 사이코온콜로지(심리요법)라 하는데, 이들 역시 마음을 변화시킴으로써 유전자를 변화시키고자 하는 것이다. 무라카미 유전자이론에 따라 이들의 정당성도 뒷받침된다.

환경 변화는 유전자를 발현한다

무라카미 박사도 이렇게 강조한다.

"잠재의식의 작용으로 유도된 힘이 잠재능력이다. 잠재능력은 기적적인 일을 간단히 일으킬 수 있는 대단한 힘이다. 잠재능력이 발휘된다면 전신에 퍼진 암이 사라진다 해도 전혀 이상하지 않다."

무라카미 박사는 이 잠재능력을 이끌어내는 방법은 2가지가 있다고 한다.

"첫 번째는 '마음가짐법'이다. 어떤 일을 실현하고자 한결같이 마음에 새기면, 그것이 잠재의식에 각인되어 저절로 그 목표에 다가가는 행동을 취하게 된다. 두 번째는 '외계의 변화'다. 화재 현장에서 대단한 힘을 발휘하듯이 환경 변화에 따라 순간적으로 적응한다. 사실 잠재의식의 작용은 유전자의 작용일 가능성이 크다."

아베 박사에게 증정받은 공저서 《살아있다! 그것만으로도 훌륭하다》

를 읽다가 이 부분에서는 마치 하늘의 계시라도 받은 것처럼 가슴이 뛰었다.

▪ 유전자는 바라는 방향으로 변이 · 복원된다 ▪

획득형질도 유전되는 게 아닐까?

근대 유전학은 다윈(1809~1882)의 진화론에 근거한다. 그 기본이념은 자연도태이론이다. 또는 적자생존이론이라고도 한다. 결국은 '약육강식' · '우승열패'라는 말이다. 20세기에 유전자가 발견되면서 돌연변이로 태어난 환경적응종이 다른 종을 물리치고 적자생존해 왔다는 '종합진화설'이 되었다. 그러나 이것만으로 지구상의 너무나 다양한 생물상을 설명하기는 부족하다.

곤충들의 의태를 예로 들어보자. 마른 잎과 흡사한 모습의 나비나 마른 가지로 보이는 대벌레 등 이들 의태생물이 우연히 돌연변이로 태어났을 리는 없다. 그들은 천적의 습격으로부터 필사적으로 몸을 숨기고, 본능적으로 들키지 않기 위해 주위 환경과 동화되기를 빌었을 것이다.

일념통천(一念通天 : 온 마음을 기울이면 하늘을 감동시킨다)이라는 말이 있듯이 그 '생각'은 점점 외형이나 색을 주변과 동화시켜갔다. 즉, 생존본능은 유전자 정보까지 바꿨으며, 이 후천적인 획득형질은 자손에게 유전적으로 계승되었을 것이다.

그러나 종합진화론에 근거한 현대생물학은 이들 획득형질의 유전을 부정하고 있다.

대자연은 삶을 구하는 자를 돕는다

패커드 등 일부 학자들은 개체가 외부세계의 영향 또는 기관의 용불용(用不用)으로 인해 후천적으로 획득한 형질(획득형질)의 유전을 주장해 왔다. 이를 네오라마르키즘(신라마르크설)이라 부른다. 그런데 무라카미 학설에서 긍정적인 생존본능은 유전자를 발현(on)하는 것으로 입증되었다.

이를테면 마른 잎 위에 사는 나비는 천적에게 들키지 않고자 생존본능에 따라 유전자를 변화해 날개를 마른 잎과 똑같은 모습으로 변모시킨다. 초록 잎 위에서 사는 나비는 똑같이 초록색 날개를 가진다. 자손도 마찬가지로 생존본능이 있기 때문에 생식세포의 유전자도 똑같이 바뀐다.

이런 식으로 획득형질이 유전을 거듭하면서 그들은 완벽한 의태곤충으로 생존해나가는 게 아닐까? 대자연(신)은 필사적으로 삶을 구한다면, 그것이 곤충이든 인간이든 살려두는 법이다.

유전자의 변이와 복원

이 이론을 뒷받침하는 것이 유전자의 변이와 복원이다. 유전자 구조는 고정된 것이 아니라 항상 미세한 변이와 복원을 되풀이한다. 쉽게 말해 끊임없이 흔들리고 변화한다. 따라서 진심으로 살기를 바라면 '생존'의 방향으로 변이 · 복원된다. 반면 '죽음'을 바라면 사멸의 방향으로 변이 · 복원되어 간다.

"우리가 생각한 대로 실현된다"든가, "꿈은 이루어진다"는 성공법칙은 유전자이론 측면에서도 맞는 말이라 볼 수 있다.

현대의학의 새로운 분야인 사이코온콜로지(심리요법)도 이 유전자의 마술을 규명하고자 하는 학문이다. 이 분야에 몰두하는 젊은 의학자들에게 아낌없는 박수를 보내고 싶다. 거기서 도출되는 결론은 바로 동양의학이 가르쳐왔던 '심신일여'라는 현실이다. 더 나아가 무라카미 박사가 주장하는 긍정적인 심적 인자는 생명력을 소생시킨다는 바로 그 진실이다.

▪ 웃음이 유전자를 바꾼다는 것이 입증되다 ▪

'좋아'와 '싫어'의 차이

무라카미 박사가 제창하는 긍정적인 요인이란 '기쁨, 즐거움, 애정,

신념, 축하, 감사' 등이고 부정적인 인자란 '고통, 괴로움, 시샘, 성냄' 등으로 매우 간단하다. 즉 '좋아'라는 긍정하는 마음과 '싫어'라는 부정하는 마음의 대비를 뜻한다. 그리고 감사하는 마음과 미워하는 마음의 대비이기도 하다. 가장 단순화시키면 '웃음'과 '성냄'이 되겠다.

앞서 실험에서 웃으면 뇌의 내부에 쾌락호르몬인 베타 엔도르핀이 분비됨을 입증했다. 우리 몸 전체가 쾌감으로 가득 차 유쾌해진다. 반대로 성을 내면 공격호르몬인 노르아드레날린이 분비된다. 이는 생체에 독이 되므로 우리 몸은 불쾌감으로 가득 차 불쾌해진다.

요시모토흥업과 합동실험에 도전

그러나 이들 감정변화가 유전자(DNA)의 활동에 '출발신호' 또는 '정지신호'를 보낸다는 내용은 아직 세계 유전자학자 사이에서도 증명되지 않았다. 이 가설을 입증하려면 과학적, 의학적인 증거가 필요하다. 그 증거란 누가 해도 마찬가지 결론이 나온다는 구체적인 실험결과를 의미한다.

무라카미 박사는 요시모토흥업의 사장과 만났다. 또다시 요시모토흥업이다. 일본에서 '웃음과 건강' 연구의 선구자라 불리는 이타미 의사도 그 실천연구의 장으로 요시모토흥업을 주목했다. 세계 의학적 최첨단 연구법을 시도하는 의학자가 웃음의 총본산에 도대체 무슨 볼일이 있었는지 궁금하다.

무라카미 박사는 '마음과 유전자 연구회'를 설립해 본격적인 연구에 착수했다. 그리고 2003년 요시모토흥업과 공동연구 체제를 확립해 연합 이벤트를 실시했다. 그것은 '웃음에 따라 어떤 유전자가 발현되는가'를 조사하는 매우 의학적인 실험이었다.

웃음이 건강에 좋다는 사실은 옛날부터 널리 알려졌다. 그러나 웃음이 정말 병을 치료한다는 과학적인 근거는 아직 부족하다. 요컨대 웃음이 치료 메커니즘으로 아직 확실히 자리잡지 못한 것이다. 무라카미 박사의 실험은 그 메커니즘을 해명하려는 시도였다.

당뇨병의 유전자 스위치 온/오프를 발견

요시모토흥업과의 합동실험으로 곧바로 획기적인 사실이 해명되었다. 객석에 앉아 코미디 쇼를 보며 폭소를 터트리는 2형 당뇨병 환자의 식후 혈당치 상승이 대폭으로 억제되었다. 일본의 당뇨병 환자 대부분이 이 2형 타입이다. 다시 말해 웃음이 당뇨병 치료의 묘약이라는 사실이 세계 최초로 임상실험에서 입증된 것이다.

성과는 그것만이 아니다. 이 실험을 통해 웃음으로 어느 유전자의 스위치가 온(on)이 되고, 어느 유전자의 스위치가 오프(off)가 되는지까지 직접 해명하는 데 성공했다.

즐거움이라는 '마음 상태'가 구체적으로 '유전자'를 바꾼다는 획기적인 연구 성과를 얻었다. 즉, 그 유전자가 구체적으로 어떻게 바뀌었는가 하는 학술적인 내용이다. 인류 최초의 데이터를 얻은 셈이다. 웃음이 어떤 유전자 스위치를 온(on)으로 하고, 어떤 유전자를 오프(off)로 하는지 확실하게 지정되었다.

"2만 1,000개의 유전자 중에서 어느 제한된 유전자가 온(on)이 되고 또 다른 유전자가 오프(off)가 된다. 현재 논문이 미국의 과학잡지에 게재되었다"라고 무라카미 박사는 전한다.

▪ 천재와 일반 사람의 유전자 차이는 불과 0.01% ▪

38억 년 전에 탄생한 유전자는 4종, 디지털 정보로 전달된다

무라카미 박사는 이렇게 말한다.

"이제 인간의 유전자 해독이 거의 마무리되면서 천재의 유전자 암호와 일반 사람의 유전자 암호를 비교할 수 있게 되었다. 그런데 그 양자의 차이는 기껏해야 1,000개 중의 1개 정도이다. 게다가 의미가 있는 유전자는 1만 개 중의 1개 정도라고 여겨진다. 물론 그 1만 개 중에 1개의 차이가 그 사람의 능력이나 체력에 큰 영향을 주겠지만, 그렇다 해도 0.1%나 0.01%의 차이는 오차범위에 불과하다."

본래 유전자는 38억 년 전에 탄생했다고 한다. 그들을 이 우주에 낳은 것은 도대체 무엇일까? 유전자는 DNA로 이뤄져 있으며, 이중나선

DNA의 구조

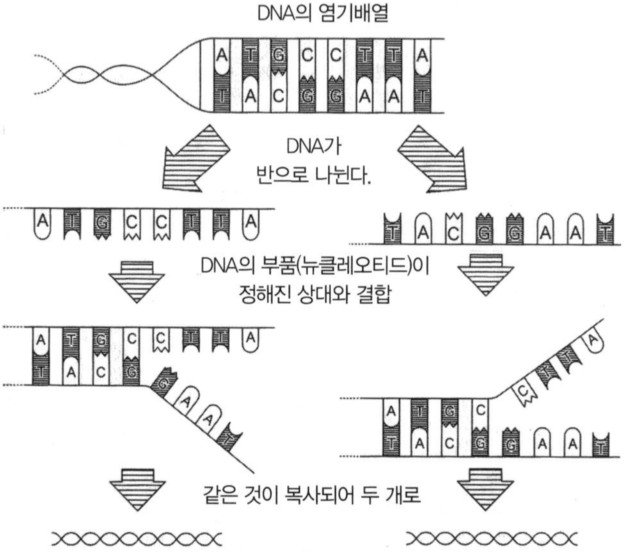

* 자료 : 《웃는 유전자》 무라카미 가즈오 저

구조를 이루고 있다.

생물의 세포핵을 확대하면 실 모양을 한 것이 보인다. 이것이 염색체로 유전자가 늘어서 있는 것이다. 더 확대하면 이중나선구조의 쇠사슬 모양이 보인다. 이것이 바로 유전자다. 확대해 보면, 사다리 모양의 구조를 이루며 당과 인산이 번갈아 연결되어 있다. 이때 사다리의 '발판'에 해당하는 것이 '염기'로, 서로 다른 네 종류(A, T, C, G)가 존재하며 그 배열(조합)로 유전자 정보가 후세에 전달된다.

그 발견은 '20세기 최대의 과학적 발견'이라 불린다. 그건 그렇다 하더라도 네 종류 '염기'의 순열조합, 즉 디지털 정보로 새 생명을 탄생시키고 또 그 생명을 후세에 전하는 기적을 행한 존재는 과연 무엇일까?

우연히는 일어날 수 없는 '기적'이!

그것은 우연히 일어날 수는 없다. 현재 인류가 도달한 문명에서도 절대로 일어날 수 없는 엄청난 초고도의 '작업'이다.

"DNA의 염기배열은 세포 내에서 생산되는 단백질의 종류를 결정해 세포의 형질발현을 한다. 1개의 구조유전자 속의 유전자 정보는 한 종류 단백질 아미노산의 배열순서를 결정짓는다. 이 유전자 정보는 메신저 RNA(리보핵산)에 복사되고, 또 한번 단백질 생산공장인 세포 내의 미소과립 리보솜으로 옮겨져, 거기서 지정된 단백질이 합성된다."《백과사전 마이페디아》

다시 정리하면 각각의 유전자 정보에 따라서 단백질 합성 같은 생명현상이 영위된다. 그리고 유전자에는 생체를 구성하는 단백질과 효소를 기호화한 구조유전자와 구조유전자의 발현을 제어하는 단백질 인자를 기호화한 제어유전자로 구분된다.

설명이 좀 어렵다. 쉽게 말해 생체유전자에는 생체구조를 만드는 유전자와 그 활동을 발현 또는 억제시키는 두 종류의 유전자가 있다는 뜻이다.

▪ 좋은 유전자의 스위치를 온(on)으로 바꿔라 ▪

유전자 진화와 변이로 생명의 낙원이 탄생

사람은 약 10만 종류의 서로 다른 유전자를 가진다. 각 조직 등으로 분화된 상태에 있는 세포에서는, 그중 수만 종류 정도의 유전자가 발현하고 있다고 한다. 즉, 사람은 약 10만 종류의 유전자 정보로 구성되고 결정되어 있다는 말이다.

"유전자 산물이나 유전자 간의 상호작용이 형질발현을 조절한다. 유전자는 생식세포를 통해 부모에게서 자식으로 전해진다." 《고시엔 사전》

이 지구상에는 참으로 다종다양한 동식물이 존재한다. 맨 먼저 원시 단세포생물이 식물과 동물로 분화되어 각자가 환경에 적응해 생존해 가는 동안 현기증이 날 정도로 다양한 생물종이 나타난 것이다. 그야말로 생명의 낙원이다!

"고등생물 유전자의 다양성은, 진화의 과정에서 유전자의 중복과 변이에 따라 유전자의 분화가 거듭되면서 생겨난 것으로 추측된다." 《의학대사전》

그러나 38억 년이나 태고 적부터 연면히 '부모'에서 '자식'으로 계승되어온 유전자들. 그것은 지금의 우리까지 이어졌다. 도중에 한 번이라도 단절되었다면 우리는 아마 존재하지 않았을 것이다. 단절까지는 아니라도 어떤 이유로 사고가 있었다면 인간으로 탄생하지 못했을 수도 있다. 다름 아닌 인간으로 태어났다는 말은 그것만으로도 이미 엘리트 중의 엘리트인 셈이다.

'염기'로 적힌 30억의 정보

우리는 '부모'에게서 '자식'으로 한없이 이어져 계승된 DNA 정보의 나열로 원시 생명과 연결되어 있다.

"우리의 유전정보는 30억의 '염기(鹽基)'라는 화학문자로 쓰여 있다. 그것도 1g의 2,000억 분의 1이라는 극미한 공간에 적혀 있다"라고 무라카미 박사는 말한다.

38억 년 이상이나 태고의 우주에서 그것을 가능하게 한 존재는 과연 무엇일까? 영국의 생물학자 루퍼트 셸드레이크(Rupert Sheldrake)는 "인체의 발생 프로세스에 '눈에 보이지 않는 힘'이 작용하고 있다!"고 말한다.

물론 그것이 인간은 아니다. 그 실재를 무라카미 박사는 '위대한 어떤 존재(something great)'라 부른다. 그것은 과학자인 박사의 표현방법이자 지구상의 모든 종교가 숭상해온 '신'이라 불리는 실재 그 자체리라. 인간의 지혜를 초월한 실재와 위업 '그 조화의 절묘함'이란 얼마나 적절한 표현인가.

감동하고 감사하며 좋은 유전자 스위치를 온(on)으로

"아쉽게도 우리 유전자의 스위치는 대부분이 오프(off)로 되어 있다.

그것을 온(on)으로 바꿀 수 있다면 우리 모두가 자신만의 꽃을 피울 수 있을 것이다. …… 잠자고 있는 좋은 유전자를 발현하기 위해 명심해야 할 한 가지는 자신의 생명, 자기의 삶이 얼마나 대단한 것인지를 아는 것이다"라고 무라카미 박사는 주장한다.

무신론자인 과학자들이 유전자의 실재를 알았을 때 "여기에 신이 존재한다!"고 외쳤다는 유명한 일화가 있다. 인간 유전자의 내재를 깨달았을 때 누구라도 "우리는 살고 있는 것이 아니라 소생되고 있다"는 경건한 종교적인 경지에 이르게 된다.

DNA의 작용, 그것은 바로 불교에서 말하는 '자력'인 동시에 '타력'이라고 생각된다. 서양에도 이같은 가르침이 있다.

"God helps those who help themselves(신은 스스로 돕는 자를 돕는다)."

▪ 쾌활하게, 그리고 느긋하게 살아가라 ▪

감사하는 마음으로 NK세포 활성이 모두 발현되다

《살아있다! 그것만으로도 훌륭하다》라는 책의 무라카미 박사와 공저자인 아베 히로유키(阿部博幸) 박사는 이렇게 말한다.

"인류에 크나큰 혜택을 준 현대의학도, 이 시점에 와서 벽에 부딪혔다. 수술이나 투약으로 의료사고와 합병증이 늘어났으며, 암이나 류머티즘 등 난치병 치료에도 애를 먹고 있다. 의사 입장에서도 환자를 보고 진찰하지 않고, 사진이나 혈액 데이터를 보고 진단하거나 치료하는 경향이 더욱 심해졌다."

아베 박사는 이에 깊은 반성을 하며 현대의학으로는 이해할 수 없는 '불가사의한 힘'의 존재를 느꼈다.

"암 환자를 진찰하고 있으면, 다른 병에 걸린 환자와는 전혀 다른 점을 발견한다. 그것은 암이라는 진단을 받았을 때부터 남에게 상냥하고 감사하는 마음으로 살게 된다는 점이다. 체내의 유전자가 암에 걸리면 인생의 전부를 볼 수 있게 되기라도 하는 걸까? 이런 환자에게 면역요법의 한 가지인 NK세포요법을 실시하면, 그때부터 생명의 바늘이 마이너스에서 플러스 측으로 기운다. 더욱 많은 '희망유전자'가 스위치 온(on) 된 것이다. 그리고 믿을 수 없는 기적이 탄생한다. 말하자면 자연치유력에 모든 불이 켜지는 것이다."

아베 박사는 계속해서 이렇게 말한다.

"면역세포 중에서 NK세포는 암세포를 발견하면 무조건 공격부터 가하고 보는 단순한 세포지만, 그 작용은 정말 대단하다. 이 세포의 활성이 웃음으로 활발해진다는 사실은 매우 흥미롭다."

쾌활하게, 느긋하게 살기

아베 박사는 통합의료의 연구와 실천으로 유명하다. 통합의료는 환자에게 최고 좋은 의료를 찾아서 제공하는 방법이다. 현대의학만이 아니라 한방이나 식이요법 등의 전통의학은 물론 다양한 대체요법 등을 받아들일 뿐 아니라 환자의 사회적인 지위나 인생관 등을 고려해 가장 좋은 의료를 모색해 치료한다.

"애초에 '개체의료'를 지향하면서, 개체를 넘어선 '초개체의료'를 궁극적인 목표로 삼는다. 거기에는 대자연이나 우주와도 조화된 생명의 장이 있어서 무라카미 가즈오 선생이 제창하는 '위대한 어떤 존재(something great)'를 가까이서 느낄 수 있다."

온몸으로 느껴지는 소생의 느낌! 이런 아베 박사의 소양은 이미 의학자의 것이 아니라 종교자로서의 깨달음 체험과도 통하는 것이다.

"누구든 살아가는 그 자체가 멋진 일이다. 그 사실을 깨달았을 때, 복받쳐 오르는 행복감을 맛볼 수 있다. 행복에 척도가 있다면 아마 마음의 충만감에 따라 좌우될 것이다. 또 행복은 살아있는 시간의 길이로는 잴 수가 없다. 필요한 유전자를 필요한 때에 발현시키며 쾌활하고, 그리고 느긋하게 살기. 이것이 바로 우리가 살아가는 최고의 비법이지 않을까."

아베 박사의 말처럼 의학이 새로운 일보를 내딛는 중임은 틀림없는 사실이다. 또한 "인간의 진정한 행복은 무엇인가?"라는 당연하고 근원적인 물음이다.

▪ 기도에는 치유 에너지가 있다 ▪

신비하지만 꼭 필요한 나이트 메디신

"기도에는 분명 에너지가 있다"고 무라카미 박사와 아베 박사는 주장한다.

"의사는 마음속 깊이 환자의 병을 고치고 싶다고 기도해야 한다. 분명 논리적인 세계의 이야기는 아닐 것이다. 말하자면 정신력이다. 어찌 보면 초자연적 현상처럼 들릴지도 모른다."

아베 박사는 이렇게 말하며 자신의 경험을 들려주었다. 그는 아는 사람이 협심증 발작으로 쓰러졌을 때 40분이 넘도록 관상동맥을 넓히는 풍선요법(PTCA)을 썼지만 관동맥에 들어가지 않았다고 한다. 어쩔 수 없이 체념에 빠졌지만 마지막 일념으로 기도했을 때 마침내 쑥 들어갔던 그 아슬아슬함이란……. "기술의 문제가 아니라 내 마음이 통했다고밖에는 말할 도리가 없다"라고 술회했다.

무라카미 박사도 미국 유학 중에 미국 의사들이 병원 내의 교회에서 기도하는 모습을 자주 접했다고 한다. 무라카미 박사는 강연에서 "이것을 나이트 메디신이라 부른다"며 흥미로운 표현을 소개했다. 다시 말해 인과관계나 메커니즘은 입증되지 않았지만, 효과는 확실한 치료법, 바로 그러한 신비성을 표현한 말이 아니겠는가.

'기도 실험'으로 심장병이 개선

무라카미 박사가 든 예는 실로 흥미롭다. 그것은 '기도'의 치료효과를 연구한 사례다.

미국의 병원에서 실제로 실시된 실험으로, 피험자는 393명이나 되는 심장병 환자들이다. 그들의 쾌유를 '기도받은 환자 그룹'과 '기도받지 않은 환자 그룹'으로 나누어 그 후 경과를 관찰했다. 그 결과, 명백하게 기도받은 그룹은 인공호흡기나 항생물질, 투석 등의 치료를 받는 비율이 줄어들었다.

"기도는 치료효과가 있다. 게다가 이 병원은 서해안에 위치하지만, 멀리 떨어진 동해안에서의 기도도 병원 근처에서 기도받은 그룹과 비슷한 효과가 있었다는 점이 흥미롭다. 뉴욕에서 로스앤젤레스의 거리만큼이나 멀리 떨어진 원거리 기도인 셈이다."

이러한 무라카미 박사의 말에 현대의학을 맹신하는 학자들은 냉소와 조소를 보낼지도 모른다. 하지만 무라카미 박사는 "이 실험방법을 비판하는 사람도 있다. 하지만 나는 이런 결과는 있어도 좋다고 본다"라며 담담한 모습을 보인다.

그것은 일종의 '원격기공'인가?

'이것은 원격기공이다.'

나는 순간 이렇게 생각했다. 사가(佐賀) 시에서 암의 대체요법을 실천하고 있는 야마 도시히코(矢山利彦) 의사(야마 클리닉 원장)는 기공의 달인으로 유명하다. 그는 원격기공도 행한다. 그것은 거리와는 전혀 관계가 없다고 한다. 단지 상대의 이름이나 사진 등이 있으면 기공에너지의 초점을 맞추기가 쉽다고 한다.

원격기공은 의학적인 실증시험도 거쳤다. 그 시험에서 신기하게도 '기'를 보낸 그 시간에 멀리 떨어진 피험자의 혈압 등 생리변화가 뚜렷하게 관찰되었다. 기공에 따른 에너지의 송신, 수신 현상은 다양한 실험으로 입증되고 있어 의심할 여지는 없다.

평범한 사람의 기도든, 기공사가 보내는 기든, 정도의 차이는 있어도 '치료하고 싶다'는 마음을 보내는 데는 아무런 차이가 없다.

아베 박사도 같은 체험을 이야기한다.

"클리블랜드에서 유학하던 시절, 마찬가지로 심근경색 환자를 기도받은 그룹과 기도받지 않은 그룹으로 나눠 연구한 적이 있다는 이야기를 들었다. 기도받은 사람은 빨리 퇴원했다고 한다. 아직 논문으로 작성되지는 않았지만 나에겐 커다란 충격이었다. 기도받은 사람은 누구에게 기도를 받는지, 누가 기도를 받고 있는지, 아니 누군가가 기도하고 있다는 사실조차 몰랐다. 그런데도 결과적으로 효과다운 효과를 확인했다. 그런데 재밌게도 잡념이 있으면 기도를 해도 효과가 나타나지 않는다. 또 이 사람을 도와 내가 돈을 벌겠다는 등의 불순한 의도가 있어도 안 된다."

아베 박사의 말에 나는 쓴웃음을 지으며 고개를 끄덕였다. 초능력의 재현 테스트가 어려운 이유는 순간적인 마음의 망설임이 그것을 없애 버리기 때문이 아닐까.

친구를 문득 정답게 떠올리다

기도에 치유 능력이 있다면 그 반대도 있을 수 있다. 다시 말해 상대를 '저주'하며 악한 감정을 보내는 일도 가능하지 않을까. 이를테면 저주를 바라는 주술이나 짚 인형에 대못이리라. 상상만 해도 무섭다. 저주받은 쪽은 더욱더 견딜 수 없다.

그러나 옛말에 이르길, '누워서 침 뱉기'라고 했다. 남을 저주하면 자기에게도 재앙이 돌아와서 나쁜 유전자의 발현으로 비참한 최후를 맞는다는 훈계다.

오늘날엔 등골이 오싹할 정도로 잔인한 사건이 너무 많다. 뉴스를 볼 때마다 마음이 어두워진다. 그것도 서로의 안위를 배려하던 일본인의 마음이 희박해져서가 아닐까. 그러고 보면 옛날은 혈연, 지연과 상관없이 인정이 있었다. 그러나 더없이 야박해진 요즘의 인정엔 스스로 반성할 만큼 탄식이 앞선다.

남을 위하는 마음과 배려가 희박해진 오늘날 현대인들에게 가족, 친척, 지인, 친구의 얼굴을 떠올리며 무사태평을 기원하던 그때가 절실하지 않을까 싶다. 그런 마음은 미미하더라도 반드시 상대에게 통하기

마련이다.

오래 만나지 못한 친구를 떠올릴 때 바로 그 친구로부터 전화벨이 울리곤 하는 일은 누구나 경험한 적이 있지 않은가.

'양보심'을 가진 사람이 살아남는다

무라카미 박사의 다음과 같은 이야기는 깊은 여운을 준다.

"최신 컴퓨터로 '어떤 사람이 마지막까지 살아남을까?'를 예측한 결과, '양보하는 마음을 가진 사람'이라는 답이 나왔다. 이는 남을 가장 먼저 생각하는 사람이 결국은 보답을 받는다는 의미이다. 이 사실은 유전자의 작용에서도 잘 알 수 있다. 남을 위해 헌신적으로 노력할 때에 좋은 유전자가 발현된다. 그러니 성공하고 싶다면 남이 성공하기를 기원해주고, 자신의 마음이 충만하길 바란다면 먼저 다른 사람의 마음을 헤아려주면 된다."

놀랍게도 무라카미 박사 또한 다윈의 진화론을 부정한다.

"모든 생물은 서로 도우면서 진화해왔다는 생각으로 바뀌었다. 단순한 세포가 한 단계 높은 세포로 진화할 때 그때까지 존재하던 세포나 그 일부는 싸우는 것이 아니라 합체하여 새로운 세포를 형성한다. 세포끼리 뭉쳐서 작용함으로써 새로운 작용을 하는 세포가 탄생하게 된다. 결코 강한 세포가 약한 세포를 꺾고 진화해 온 것이 아니다."

이를 무라카미 박사는 '공생적 진화론'이라 일컫는다. 컴퓨터의 결론도 '시대가 경쟁에서 공생하는 방향으로 작용함을 암시해 준 결과'라고 말한다.

자기만의 꽃을 피우기 위하여

마지막으로 무라카미 박사가 제창한 '위대한 어떤 존재(something great)'와 관련해 이야기해 보자.

"그 전모를 단순한 이성만으로 판단하기는 어렵다. 우주를 창조하고 인간을 만든 존재라는, 막연한 설명밖에 할 수 없다. 그것이 과학의 한계이다. 하지만 우리 생명의 근원이다. 우리 부모의, 부모의, 부모의, 부모의…… 가장 원점에 있는 부모이다. 가장 근원에 있는 부모이기에 '위대한 어떤 존재'는 그 자손이 행복해지도록 설계도를 그려주었을 것이다. 그 설계도는 각자 다르게 그려져 있다. 각자가 자기만의 행복을 손에 넣을 수 있도록 만들어져 있다."

이어서 그는 "아쉽게도 그 스위치가 오프(off)가 되어 있기 때문에 행복해지기는 그리 쉽지 않다. 우리는 자기만의 꽃을 피워 행복을 찾기 위해 태어난 존재임을 기억하라"고 말한다.

6장

웃음으로 당뇨병을 치료한다

▪ '웃음 실험'으로 세계가 깜짝 놀라다 ▪

유전자 스위치의 온/오프로 혈당 수치를 조정

유전자는 혈당치를 통제하는 데 큰 작용을 한다. 무라카미 박사는 거기에 주목했다. 즉, 혈당치 변화를 보면 유전자 변화를 관찰할 수 있다. 혈당치가 올라간다는 말은 혈액 중의 포도당(글루코오스) 농도가 높아진다는 것이다.

예를 들어 밥을 먹으면 전분이 소화효소에 분해되어 포도당이 된다. 그것이 소화관에서 흡수되기 때문에 혈액 중의 혈당치가 올라가게 된다. 그러면 체내 혈당의 기본인 포도당 합성을 하는 유전자 스위치가 오프(off)가 되고, 한편으로 포도당을 소비하는 유전자는 온(on)이 된다. 즉, 체외에서 대량으로 포도당이 들어왔기 때문에 체내 생산을 멈추고 체내 소비를 높여 혈중 농도를 일정하게 유지하려고 한다. 생체의 균형 밸런스(항상성)를 유지하려는 멋들어진 연계활동이다.

반대로 혈당치가 떨어지면 어떻게 될까? 그때는 이들 유전자의 온과 오프가 반대가 된다.

식후의 '따분한 강의' vs '코미디 쇼'

당뇨병은 글루코오스(포도당) 합성 유전자가 오프(off)가 되지 않거나, 소비하는 유전자가 온(on)이 되지 않기 때문에 혈당치가 과다하게 높아져서 생기는 병이다. 그런데 무라카미 박사의 웃음 실험에서 혈당치의 상승이 억제되었다. 웃음으로 이런 유전자의 온/오프 이상이 수정된 것이다.

실험은 다음과 같이 진행되었다.

피험자는 21명의 당뇨병 환자(2형)로 우선 점심식사를 한 후 2시간 후에 혈당치를 측정했다. 첫째 날은 혈당치 측정 전에 50분간 대학교수의 강의를 들었다. 내용은 당뇨병의 구조로 강의는 재밌지도 흥미롭지도 않아서 실험에 안성맞춤이었다. 이 지겨운 강의 역시 실험의 일환이었다.

둘째 날에 발랄하게 웃는 모습으로 무대에 등장한 것은 요시모토흥업의 인기 만담 콤비 B&B였다. 재밌고 웃기는 쇼로 21명의 환자들은 박장대소를 터뜨렸다.

첫째 날은 '지루한 강의' 그리고 둘째 날은 '폭소만발 만담', 무라카미 박사의 목적은 그 차이를 측정하는 데 있었다.

웃음이 인슐린 주사보다 낫다

첫째 날과 둘째 날 각각 '공복시 혈당치'와 '식후 혈당치'의 차이를 측정해 보았다. 첫째 날은 대학 강의라는 따분한 스트레스를 받았고, 둘째 날은 코미디 만담 쇼로 해방 스트레스였다. 과연 그 차이는 어떻게 나왔을까?

만담을 듣고 웃은 사람의 혈당치 상승이 억제된 실험 데이터

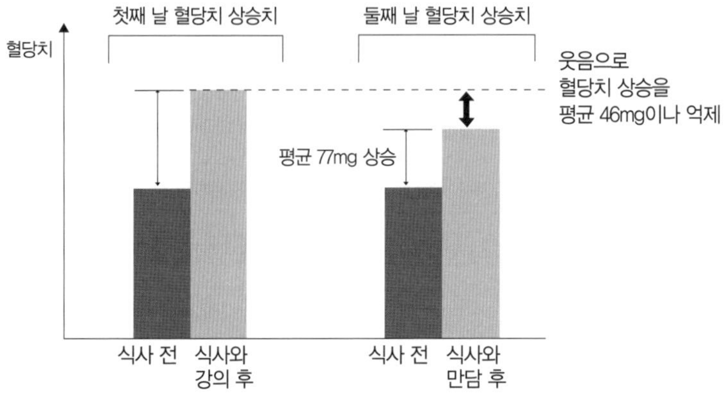

*** 자료 : 《웃어라! 유전자》 무라카미 가즈오 저**

❶ **대학 강의(따분한 스트레스) :** 공복시에 비해서 식후 혈당치는 평균 123mg(100mg 중)이나 상승하였다.

❷ **코미디 만담 쇼(해방 스트레스) :** 공복시보다 식후 혈당치가 평균 77mg밖에 오르지 않았다. 평균 123mg 상승한 ❶ 대학 강의와 비교할 때 그 차이는 무려 46mg이나 된다.

결과적으로 지루한 강의는 코미디 만담보다 혈당치를 훨씬 상승시켰다. 바꿔 말하면, 만담은 강의보다 40% 가까이나 혈당치 상승을 억제해 주었다. 이로써 웃음은 최고의 혈당치 '억제제'라는 사실이 증명된 것이다.

지금까지는 당뇨병 환자의 혈당치 상승을 억제하려면 인슐린 주사나 식사 제한을 하든가, 또는 운동을 하는 방법밖에 없었다. 그런데 폭소를 터뜨린 것만으로 수치가 대폭으로 억제된 셈이다. 그야말로 노벨상 수상에 버금가는 발견이 아닌가.

의사가 주는 혈당강하제를 성실하게 매일 복용한 당신! 인슐린 주사를 빼먹지 않고 맞는 당신! 이제는 만담이나 코미디 쇼를 매일 보는 편이 훨씬 건강에 좋고 합리적이며 경제적이지 않겠는가.

의사가 준 혈당강하제는 합성화학약물인 '독'에 의한 생체반응으로, 강제로 혈당치를 떨어뜨린다. 당연히 그 주작용 이외에 무서운 부작용으로 가득하다. 그러나 웃음은 전혀 다르다. 웃음을 통해 자연치유력을 발동하는 유전자가 발현되어 생체 밸런스(혈당치)가 정상화된다.

그 치료 메커니즘은 비슷해 보이지만 사실은 다르다. 달과 자라, 구름과 진흙처럼 천양지차다.

"공복시의 혈당치가 약 130이었다면, 강의를 들은 것만으로 250까지 상승해버린다. 건강한 사람이라면 아무리 식후라도 기껏해야 160까지이다. 따라서 혈당치가 높은 사람은 나 같은 대학교수의 이야기를 듣는 것은 아무래도 삼가야 할 것 같다"라고 말하며 무라카미 교수는 웃는다.

그러나 이 실험 자체가 제법 '웃음'의 센스로 꽉 차 있다. 이 실험결과 발표 후 무라카미 박사 앞으로 이런 문의가 왔다고 한다.

"B&B라고 당뇨병에 잘 듣는 약은 어디서 살 수 있나요?"

'행복한 뉴스'가 세상을 에워싸다

물론 이 실험의 ❶과 ❷ 피험자 모두 식사내용, 조건까지 모두 동일하다. 다른 점은 식후에 강의를 들었느냐, 만담을 들었느냐의 차이뿐이다.

무라카미 박사는 이 결과를 토대로 한 논문을 미국 당뇨병 학회지인 〈다이어비티스 케어〉에 제출했다. 그러자 반향은 순식간에 퍼졌다. 어쨌든 "웃음으로 당뇨병이 나았다!"와 같이 재치 있는 연구는 전대미문이었으니까.

세계적인 통신사, 로이터 통신이 '행복한 의학 뉴스'로 전 세계에 전달했다. "웃음으로 병을 치료하다!"는 제목 아래 무라카미 의사의 이름은 전 세계로 단숨에 알려졌다.

무라카미 박사가 빙긋 웃는 모습으로 "앞으로는 약 대신에 웃음 비디오를 내는 식의 치료가 시작될지도 모르겠다"라고 말하자, 이에 호응해 아베 박사는 "의학부의 커리큘럼에 만담이나 코미디가 들어가지 않겠는가"라고 말하며 웃어 보인다.

아베 박사에 따르면, 치료현장에서도 '심각한 사람'보다 '밝고 쾌활한 사람'이 더 경과가 좋다고 한다. NK세포를 활성화시키는 요법이라도 암이 줄어드는 쪽은 대부분 '밝은 사람' 쪽이다. 즉, 이런 환자들은 암에 걸린 것을 받아들여 우울한 모습 대신 적극적이고 밝은 모습을 보인다.

무라카미 박사의 말에 의하면, 체력도 좋고 혈액 데이터도 아주 좋은데 암이라는 진단 후에 완전히 풀이 죽어 비관적인 생각에 빠져 사는 환자의 경우에는 아무리 좋은 치료를 받아도 좋은 반응이 나오지 않는다고 한다. 아마도 '낫고자 하는 유전자가 오프(off)되어 있기 때문일 것'이라고 무라카미 박사는 설명한다.

▪ 웃음이 당뇨병 환자의 유전자를 변화시키다 ▪

당뇨병 환자의 유전자 변화

무라카미 박사에게 부탁해 '웃음과 유전자'와 관련된 영문 논문을 받았다. 논문 제목은 '웃음이 당뇨병(2형) 환자의 유전자 작용의 발현을 규정'으로, 게재지는 〈Psychotherapy and Psychosomatics〉(No. 75)이다.

공동연구 그룹은 무라카미 박사 외 7명으로 총 8명 중에는 역시 웃음 연구자로 유명한 쓰쿠바대학의 하야시 게이코(林啓子) 조교수의 이름도 들어있다. (주)히다치의 라이프 사이언스 그룹 등에서도 연구자가 참여했다. 다양한 분야의 지성들이 웃음을 과학적으로 규명하고자 모였다.

웃음으로 23개의 유전자가 변화하다

논문의 '개요'에는 다음과 같이 적혀 있다.

세계 최초로 '웃음'이 23개 유전자를 변화시키는 것을 입증한 논문

Psychotherapy and Psychosomatics

Regular Article

Psychother Psychosom 2006;75:62–65
DOI: 10.1159/000089228

Laughter Regulates Gene Expression in Patients with Type 2 Diabetes

Takashi Hayashi[a] Osamu Urayama[b] Koichi Kawai[c] Keiko Hayashi[b] Shizuko Iwanaga[c] Masayuki Ohta[d] Toshiro Saito[d] Kazuo Murakami[a]

[a]Foundation for Advancement of International Science, Bio-Laboratory, [b]Graduate School of Comprehensive Human Science, University of Tsukuba, [c]Tsukuba Diabetes Center, Kawai Clinic, Tsukuba, and [d]Transcriptomics, Life Science Group, Hitachi, Ltd., Kawagoe, Japan

Key Words
Gene expression · Laughter · Diabetes mellitus · Blood glucose · Microarray analysis

Abstract
Background: Positive emotions influence endocrinological and immunological response. This study examined the effect of laughter, as an expression of positive emotion, in terms of gene expression changes. ***Methods:*** Using a microarray technique, we analyzed the changes in expression of 18,716 genes from peripheral blood leukocytes in patients with type 2 diabetes, which were induced by laughter. ***Results:*** Of the 18,716 genes, 23 genes showed significantly different expression changes after listening to the comic story compared to the lecture. Eight were relatively upregulated and 15 were downregulated 1.5 h after the laughing episode. However, these genes did not include genes that are directly involved in blood glucose metabolism. Among the 23 genes discriminated, all 4 genes encoding proteins involved in the immune response and all 4 signal transduction genes were downregulated. Moreover, it is noteworthy that 5 of the 8 relatively upregulated genes were related to the cell cycle, apoptosis, and cell adhesion. ***Conclusions:*** We demonstrated that laughter, which is an expression of positive emotion, is linked to gene expression. However, the finding of this study does not allow reasonable interpretation for the regulation of gene expression by laughter. A more focused study is needed that may identify the candidate genes for the association between physical condition and positive emotion.

To confirm our hypothesis that the mind and genes mutually influence each other [1], we have studied the effect of laughter, a sign of positive emotion, in patients with type 2 diabetes. We have recently found that laughter markedly suppressed the increase of the postprandial blood glucose (PPBG) level [2]. To elucidate the mechanism of the effect of laughter, we analyzed the changes induced by laughter in the expression of 18,716 genes from peripheral blood leukocytes using a microarray technique.

Several studies on the benefits of laughter mainly focused on physiological and biochemical factors in the immune system [3–5], but no studies have been done at the gene expression level. Recent advances in comprehensive gene expression analysis allow complex human emotions to be assessed in terms of changes in gene expression. Since nerve fibers in the spleen are in direct contact with lymphocytes and macrophages, emotional changes in the central nervous system are reflected by changes in gene

KARGER
Fax +41 61 306 12 34
E-Mail karger@karger.ch
www.karger.com

© 2006 S. Karger AG, Basel
0033–3190/06/0751–0062$23.50/0

Accessible online at:
www.karger.com/pps

Takashi Hayashi
Foundation for Advancement of International Science, Bio-Laboratory
586-9 Akatsuka-Ushigafuchi
Tsukuba 305-0062 (Japan)
Tel. +81 29 836 6830, Fax +81 29 836 6831, E-Mail hayashi@fais.or.jp

* 자료 : 〈Psychotherapy and Psychosomatics〉(No. 75)

배경 적극적인 정서는 내분비계 및 면역계의 반응에 영향을 준다. 이 연구는 적극적 정서의 표출인 '웃음'이 미치는 영향을 유전자 발현의 변화와 관련해 검증한다.

방법 마이크로 어레이(극소배열) 기법을 이용한다. 우리는 18,716개의 유전자 작용의 발현변화를 분석했다. 이들 유전자는 당뇨병(2형) 환자의 말소혈액 속의 백혈구에서 채취했다. 이들은 웃음에 따라 증가했다.

결과 강의'와 '만담'을 들은 후를 비교하면 18,716개의 유전자 중 23개의 유전자 발현에 중대하고도 서로 다른 변화가 보였다. '만담'을 듣고 1시간 경과 후 8개의 유전자 발현은 증가, 15개의 유전자는 저조했다. 그것을 빨간색과 녹색의 계층구분으로 표시했다. 이들 중 혈당(글루코오스) 대사에 직접 관여하는 유전자는 포함되어 있지 않다.

특이한 23개 유전자 중에서 18종의 기능은 해명되었고, 나머지 5종은 불명이다. 18종 중 4종의 유전자는 모두 면역반응의 단백질 생성을 규정한다. 다른 4종 유전자는 신호교환 타입이고 그 밖에 세포 사이클(3종), 면역반응에 관여하는 단백질 합성(3종), 대사기능(2종), 세포사(1종), 세포점성(1종)이다.

결론 우리는 적극적 정서의 하나인 '웃음'이 유전자 작용의 발현과 결부되어 있음을 입증했다. 그러나 이 연구에서는 '웃음'이 유전자 작용의 발현을 어떤 식으로 규정하는지 논리적으로 해석하려는 것이 아니다. 신체적 상황과 적극적 정서 간의 관련성을 규정하여 유전자를 특정지으려면 더 집중적인 연구가 필요하다.

8개는 강하게, 15개는 약하게 변화

지금까지의 내용을 요약해 보자.

당뇨병 환자가 만담을 듣고 폭소를 터뜨린 후 1시간이 지나 23개 유전자의 변화를 확인했다. 그중에서 8개는 강하게, 15개는 약하게 변화했다.

이들 유전자 모두 혈당치와는 관계가 없었다. 4개는 면역반응을 규정하고, 양성 변화한 8개 중에 5개는 세포 사이클, 세포사 등과 관련된 유전자였다.

'웃음'으로 이런 변화를 보인 23개 유전자의 발현작용 수준을 빨간색과 녹색의 계층적 색구분으로 나타낸 사진을 보면 빨간색(8개 유전자) 쪽의 발현율이 더 크고, 녹색(15개 유전자)은 변화가 적다. 또한 이 계층적 색구분으로 '웃음'과 '강의'를 비교해보면 그 차이가 역력하다. '웃음'이 좌측 하단의 8개 유전자를 강하게 변화시킨 것과 대조적으로, '강의'에서는 우측 상단의 15개 유전자가 강하게 플러스 방향에서 변화시킨다.

요컨대 '웃음'(적극적 정서)에는 8개 유전자가 반응했고, '지루한 강의'(부정적 정서)에는 다른 15개의 유전자가 반응하는 것으로 입증되었다.

정신, 유전자, 신체는 영향을 주고받는다

"정신과 유전자는 서로 영향을 주고받는다."

이 가설의 증명이 실험의 목적이다. 이미 무라카미 박사, 하야시 게이코 조교수는 웃음이 혈당치를 거의 40%나 떨어뜨린다는 사실을 증명했다. 다른 몇 가지 연구에서 웃음이 생리적 또는 생화학적으로 면역 시스템에 좋은 효과를 주는 점도 실증되었다. 그러나 유전자 레벨에서의 영향연구는 세계 최초일 것이다.

무라카미 박사는 영문 논문에서 이렇게 밝히고 있다.

"최근 유전자의 발현 분석기술의 진보로 복잡한 인간 감정과 유전자 발현 간의 관련성이 사정(査定)되어 왔다. 우리가 짜증을 낼 때 신경섬유는 림프구나 식이섬유와 직결되어 있으므로, 중추신경계(뇌)의 감정 변화는 말소혈액 속 백혈구의 유전자 발현 변화에도 영향을 받을 수 있다."

웃음으로 변화된 유전자 중에서 혈당치 대사와 직접적으로 관계있는 유전자는 없었다. 그러므로 우리가 웃으면 전혀 새로운 별개의 혈당치 억제 메커니즘이 활동함에는 틀림없다.

▪ 당뇨병도 치료하는 웃음의 위력 ▪

세계 최초의 실험과 만담 콤비 B&B

당뇨병 교과서에는 "스트레스를 가하면 혈당치가 높아진다"고 적혀 있다. 이에 대해 무라카미 박사는 저서 《웃어라! 유전자》에서 이렇게 이야기한다.

"짜증을 내거나 힘든 일, 또는 따돌림을 당하거나 하는 '나쁜 스트레스'가 있다면 혈당치가 올라간다. 그렇다면 반대로 '좋은 스트레스'를 가하면 혈당치가 떨어지지 않겠는가. …… 스트레스란 모두 나쁜 스트레스만 생각하는 경향이 있는데, 좋은 스트레스도 있다. 나쁜 것이 있다면 으레 좋은 것도 있는 법이다."

혈당치가 떨어지면 당뇨병 증세가 개선된다. 그렇다면 혈당치를 떨어지게 하는 좋은 스트레스를 조사하기 위해 '웃음' 속으로 들어가 보자.

무라카미 박사는 '웃음의 종합상사' 요시모토흥업과 협동하여 실험을 하였다.

2003년 1월 11일 '웃음과 유전자'의 첫 번째 실험에 쓰쿠바 시 주변에 사는 198명의 당뇨병 환자들이 자원봉사자로 참가해 주었다. 전원 중년 이상으로 평균 나이 62세, 그리고 가급적 동일한 타입의 당뇨병 환자들로 선정했다.

첫째 날은 식사 후에 지루한 강의를 듣게 했다. 그리고 채혈, 혈당치를 측정하였다. 이틀째 식후에는 싹 바뀌어 1,000명의 관객으로 초만원 상태인 대형 홀에서 B&B의 만담 쇼를 보게 했다.

만담 쇼를 시작하기 직전, 무라카미 박사는 만담 콤비에게 귓속말로 "어쩌면 역사에 길이 남을 실험이 될지도 모릅니다"라고 말했다고 한다. 이 말에 B&B 두 명도 더욱더 불타올랐다. 착착 진행되는 두 사람의 만담 쇼에 장내는 폭소연발, 198명의 환자들도 배꼽이 빠질 정도로 웃었다.

웃음으로 유전자 온/오프 변화

이때 사실은 한 가지 실험이 더 진행되고 있었다. 그것이 '웃음과 유전자' 연구다. 쓰쿠바대학의 학생들을 피험자로, 웃음과 유전자의 변화를 측정했다. 그 결과 웃음이 혈당치에 미치는 영향과 마찬가지로, 웃음은 유전자에도 영향을 미쳤다. 실험에서 타깃이었던 유전자를 관찰했을 때, 크게 웃은 학생의 유전자는 10개가 온(on)이 되고, 5개가 오프(off)로 바뀌었다.

"이 실험결과에서 '웃음과 유전자'에 관련된 가설을 세울 수 있었다. 웃으면 유전자가 온(on)이 되고, 그 결과 당뇨병 환자의 치료에 효과가 있다는 가능성이 나왔다."

무라카미 박사의 마음에 희망의 등불이 켜졌다.

'어쩌면 의학계를 바꿀 수 있는 계기가 될지도 모르겠다. 왜냐하면 웃음, 기쁨, 감동 같은 좋은 스트레스로 인해 유전자의 작용이 달라졌기 때문이다. 게다가 당뇨병 치료에 도움이 될지도…….'

무라카미 박사의 생각은 환자 입장에선 갈망이기도 했다.

"지금의 치료법은 환자들에게 결코 유쾌하지가 않다. 가능하다면 모두 수술은 원하지 않을 것이다. 약도 마찬가지로 복용을 꺼린다. 개중에는 약을 좋아하는 사람이 있을지도 모르지만, 약은 너무 먹으면 부작용이 생긴다. 웬만하면 복용하지 않도록 하고 먹는 양도 가능한 줄여야 한다. 그러나 웃음에는 부작용이 없다. …… 우리 실험은 의료 혁명으로 이어지는 '세기의 발견'일지도 모른다. 즐거운 의료의 시초가 되고 싶다."

그의 이러한 바람이 머지않아 실현되기를 바란다.

▪ 유전자의 발현(on)과 억제(off) ▪

염기가 결합하면 색이 바뀐다

유전자 변화는 'DNA칩'으로 측정한다. 이 칩은 사방 수 센티미터의 유리 기판 위에 다수의 유전자(염기배열)를 붙인 것이다. 유전자(DNA)는 잘 알려진 대로 이중나선구조다. 사다리가 뒤틀린 상태를 상상하면 된다. 이 기다란 사다리 봉의 한쪽에는 각각의 발판에 해당하는 염기

이중나선구조의 유전자(DNA)

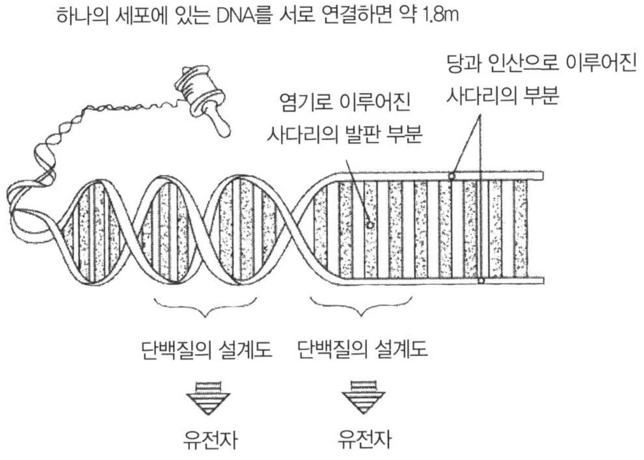

* 자료 : 《웃어라! 유전자》 무라카미 가즈오 저

가 달라붙어 있다. 염기에는 4종류의 형태가 있으며 각자 결합 가능한 상대가 정해져 있어서 상대가 다르면 결합할 수 없다.

DNA칩은 이 성질을 이용해 유전자의 작용을 조사한다. 또 DNA칩은 유전자가 작용해 상대와 결합되면 색이 바뀌는 성질이 있기 때문에, 실험 전후의 DNA칩을 비교해 어느 부분의 색이 바뀌었는가를 관찰하면 변화된 유전자를 특별히 지정할 수 있다.

자율적, 타율적으로 온/오프

한편 유전자 온/오프란 다음과 같은 상태다.

인간의 유전자도 '발현되었다=스위치 온'과 '억제되었다=스위치 오프'라는 두 종류가 있다. 그런데 전기스위치와 달리 '온(on)' 아니면 '오프(off)'로 확실하게 흑백으로 구분된 것이 아니고 '30%가 온(on)이고 70%가 오프(off)'라는 식의 강약이 있다.

그러면 유전자가 발현되려면 어떤 '계기'가 필요할까? 이 또한 인간의 생각이나 행동과는 관계없이 자율적으로 바뀌는 경우와 외부자극이나 환경의 변화 등 타율적으로 바뀌는 경우가 있다.

예를 들어 심장은 우리의 의사와 관계없이 고동을 울리고 있다. 이는 심장세포의 유전자가 자율적으로 온(on) 상태를 유지하고 있기 때문이다. 그리고 자동차에 치일 뻔하면 심장이 끊임없이 방망이질 친다. 이는 외부자극으로 심장세포의 유전자가 타율적으로 온(on) 상태가 되었기 때문이다.

또 근육훈련을 하면 가슴이나 팔 근육이 울룩불룩해지는 것도 그때까지 잠자고 있던 유전자가 근육훈련이라는 외부자극으로 타율적 온(on) 상태가 되어 근세포 증식이 활성화되었기 때문이다.

"잠자는 좋은 유전자를 발현시키고(on) 깨어있는 나쁜 유전자를 억제한다면(off), 우리 앞에 새로운 가능성이 열릴 것으로 기대한다"라고 무라카미 박사는 말한다.

물리, 화학, 정신의 3대 요인으로 온/오프

유전자 발현(on)과 억제(off)의 계기에는 ❶ 물리적 요인, ❷ 화학적 요인, ❸ 정신적 요인의 3가지가 있다.

❶ **물리적 요인 :** 예를 들어 기아 상태, 즉 수분이나 영양분이 끊긴 과혹한 상태에서 세포는 연명하기 위해 그때까지 잠자고 있던 유전자를 깨워 놀라운 생명의 변화를 일으킬 때가 있다. 단식 등으로 인한 전신 세포의 활성화도 이 유전자의 발현으로 일어난다.

❷ **화학적 요인 :** 다이옥신이나 PCB 등 오염 화학물질이 그 전형이라 하겠다. 인체에는 이들을 포착하는 수용체가 있어서 특정 화학물질과 결합하면 신체에 나쁜 방향으로 유전자가 발현된다. 말하자면 환경호르몬의 원인으로 생기는 내분비계 교란 작용이다. 게다가 화학물질은 미크로 단계에서 유전자 구조를 직접 공격해 이중나선구조를 절단하거나, 사이에 끼거나, 이중나선에 맘대로 결합해 다리(bridge)를 만들거나 한다. 이것을 '유전자 손상'이라 부르는데 유전자 정보를 이상한 방향으로 발현시켜 발암이나 최기형 등의 원인이 되기도 한다.

❸ **정신적 요인 :** 충격, 흥분과 감동, 애정과 미움, 기쁨과 슬픔, 웃음과 질투, 신조, 사상 등도 유전자 스위치를 온(on)으로 하는 요인이라고 무라카미 박사는 말한다.

"연애감정이 유전자의 스위치를 온(on)으로 하는 '환경변화'에 해당된다는 사실은 여러분도 경험한 적이 있을 것이다. 일례로 좋아하는 사람 앞에서는 심장이 두근두근거리는 것도 유전자 스위치가 켜졌기 때문이다."

'지금은 연애 중' 실험으로 흥분도 40%나 상승

이탈리아 피사대학에서 실시된 '지금은 연애 중'이라는 실험은 흥미롭다.

정신의학연구소의 연구자들은 현재 연애 중인 학생 20명을 모아 세로토닌(serotonin)이라는 신경호르몬을 측정했다. 세로토닌은 '이성호르몬' 또는 '마음의 브레이크'라 불리는 신경물질로 혈중 농도가 낮아지면 흥분상태가 된다.

이 세로토닌은 물에 잘 녹지 않아서 체내 전체에 퍼지려면 '운반책' 단백질과 결합해 혈액 속으로 흘러들어야 한다. 따라서 이 특수한 단백질을 측정하면, 체내를 흐르는 세로토닌의 양도 알 수 있다.

이 실험에서 20명의 학생들에게 하루에 적어도 4시간은 사랑하는 연인을 생각하도록 했다. 그 결과, 학생들의 혈액 속에 운반책 단백질은 40%나 감소했다. 결국 운반된 세로토닌도 40% 줄었다고 볼 수 있다. 즉, 계속 연인을 생각하면 흥분도는 40%나 상승했다.

그로 인해 '마음의 브레이크'는 느슨해지고, 연애 중인 그들은 높고 달콤한 흥분 상태에 있음을 알 수 있다. 이탈리아답게 꽤나 섹시하고 에로틱한 멋진 실험이다.

▪ 생명의 설계도, 유전자(DNA)의 신비 ▪

절대적 존재가 창조한 '설계도'

유전자를 창조한 존재 '위대한 어떤 존재'는 전 세계의 모든 종교가 '신'이라 부르는 절대적 존재다. 즉, 인간의 지혜를 훨씬 초월한 대우주의 예지 바로 그 자체다.

유전자(DNA)는 '생명의 설계도'다. 그것도 거의 38억 년이나 거슬러 올라간 태고 적에 도대체 누구란 말인가!? 그 위대한 어떤 존재를 유사

동물 세포와 식물 세포의 비교

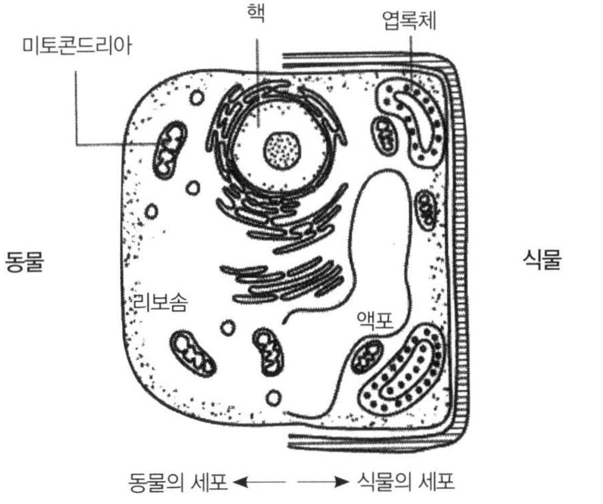

* 자료 : 《웃어라! 유전자》 무라카미 가즈오 저

이전부터 인류는 '신'으로 숭앙해 왔다. 과학적인 시점에서 말하자면, DNA야말로 '신의 출현'이라 해도 좋다.

유전자는 동물도 식물도 기본은 마찬가지다. 이 말에 많은 사람들이 깜짝 놀라리라. 동물도 식물도 미크로 세포의 집합체다. 인간은 체중 1kg당 약 1조 개의 세포로 이뤄져 있다. 나는 70kg이므로 70조 개의 세포로 살고 있다.

또 세포에는 동물이나 식물이나 '핵'이 있다. 앞의 그림에서 보는 바와 같이 전혀 다른 생물처럼 보이는 동물의 세포와 식물의 세포도 놀랄 만큼 닮았다. 아주 오랜 옛날에는 동물도 식물도 같은 단세포의 원종(原種)에서 발생하고 분화하며 독자적으로 발전해 오지 않았을까?

우리 인간 입장에서의 유전자 설계도(DNA)는 맨 처음에 수정란이라는 오직 1개의 세포에서 시작했다. 그것을 대대로 끝없이 거슬러 올라가면 38억 년 전 최초의 기적적인 유전자에 도달한다. 그 탄생은 인류에겐 영원한 수수께끼일까? 답은 오직 신만이 알 것이다.

23종 염색체 1세트가 '1게놈'

20세기 후반 인류는 드디어 그 '설계도'의 존재를 알게 되면서 20세기 최대의 발견으로 불리게 된다. 그 모습은 다음과 같다.

세포핵의 중간에는 염색체가 있다. 이것은 유전자가 다발이 된 덩어리로, 인간은 남녀 공통인 22종류의 '보통염색체'와 남녀의 성별을 결정짓는 2종류의 '성염색체'가 있다. 이 23종의 염색체 1세트를 '1게놈'이라 부른다. 흔히 말하는 '인간게놈'이 바로 이것이다. 놀랍게도 나의 70조 개나 되는 세포 하나하나에, 예외 없이 이 2세트씩의 염색체가 빈틈없이 들어차 있는 것이다.

어째서 2세트씩인가 하면, 아버지와 어머니로부터 각각 DNA '인간게놈'을 1세트씩 이어받았기 때문이다. 따라서 염색체 46개는 짝을 이룬다(여성은 X염색체가 2개).

유전자란 달리 말하면 '단백질의 설계도'이다. 유전자의 이중나선구조에서 발판은 4종류의 염기 조합으로 구성되는 순열을 통해 유전자 정보(단백질 설계도)는 디지털 형식으로 기록되고 있다.

전 인류의 총 DNA 양은 쌀알보다 작다

"우리는 유전자의 암호에 따라 단백질을 합성하면서 매일매일의 생활을 영위하게 된다. 심장이 쉬지 않고 일하거나, 병에 걸리면 면역기능이 작용해 체력이 완전히 회복되는 것도, 또 돼지고기를 먹어도 돼지가 되지 않고 몸에 영양공급이 되는 것도 모두가 유전자 덕택이다." 《웃어라! 유전자》 무라카미 가즈오 저

DNA의 크기는 46개(23종류)의 염색체에 담긴 인간게놈의 이중나선구조를 서로 연결시키면 약 1.8m나 된다. 평균 60조 개나 되는 인체 세포에 포함된 모든 유전자를 연결하면 지구 둘레를 300만 바퀴 도는 것과

같다니 현기증이 날 정도다.

인간의 세포 하나의 '핵'에 담겨 있는 게놈의 무게는 1g의 2,000억 분의 1이라고 한다. 그 크기는 전 인류의 게놈을 모아도 쌀 한 톨보다 작다. 정말 상상조차 할 수 없는 크기다.

4종류 염기로 조합된 디지털 정보

이 유전정보는 4종류의 염기, 즉 ❶ A : 아데닌, ❷ T : 티민, ❸ C : 시토신, ❹ G : 구아닌의 조합으로 결정된다. 이를테면 A와 T, C와 G로만 결합이 가능하다.

세포가 분열해 2개로 나뉘어 각각의 부품(뉴클레오티드)이 되고, 다음에 각자 결합할 상대와 합체하면 마치 지퍼가 잠기듯 신기하게도 같은 DNA의 염기배열이 2개 완성된다. 이것이 완전히 동일한 DNA가 복제(copy)되고 재생산되는 메커니즘이다.

이 인간게놈과 관련해 2003년 4월에 '해독완료'가 선언되었다. 방대한 염기배열을 모두 해독한 과학자들의 집념도 대단하다. 그러나 이는 염기의 배열방식을 알았을 뿐이지 각 유전자의 암호, 즉 작용을 밝혀낸 것은 아니다.

▪ 웃음으로 유전자의 작용이 온(on)이 되다 ▪

DNA에 새겨진 30억 개의 문자열

현시점에서는 DNA에 적힌 30억 개의 문자열 중에 단백질을 만들도록 지령 내리는 부분만을 '유전자'로 부르는 데 불과하다. 그것 이외의 잘 모르는 문자열은 '정크 유전자'로 부른다고 한다. 유전자의 해명도 아직은 조잡한 단계이다.

무라카미 박사는 해명되지 않는 부분에 주목할 필요성을 강조한다. 아직 알지 못하는 부분을 쓰레기 취급하고 무시하면서 과학이라 할 수 있겠는가. 사실 스위치 온으로 지령을 내리는 유전자는 전체 DNA의 3% 정도라고 한다. 그것 이외는 작용하지 않는다.

"그렇기 때문에 인간에게는 굉장한 가능성이 있다. 어느 순간 그때까지 잠자고 있던 유전자가 부스스 깨어난다면 여태껏 불가능했던 일들이 가능해질지도 모른다"라고 무라카미 박사는 말한다.

'핵' 내부에서 외부로 정보를 전달하는 mRNA

DNA는 생명정보원 데이터베이스다. 그래서 세포 '핵' 속에서 소중하게 보호받고 있다. 그러나 단백질 합성 등은 핵 밖에서 이뤄진다. 따라서 핵 내부에서 핵 외부로 유전정보를 전달하는 일이 필요하다. 그 일을 RNA(리보핵산)가 한다.

웃기 전과 웃은 후 DNA칩의 변화

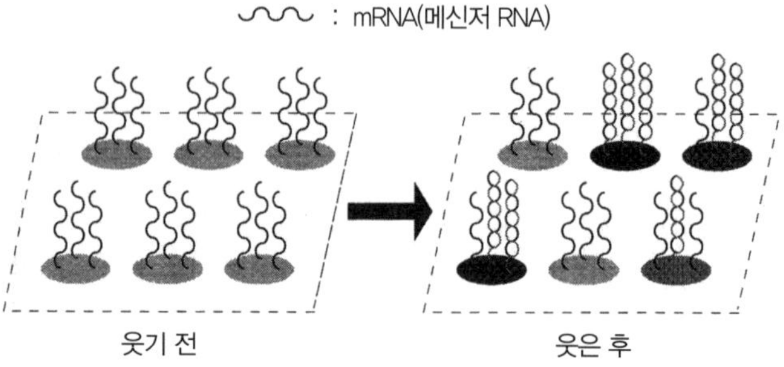

유전자가 발현(on)되면 단백질을 만들기 위해 mRNA의 양이 늘어난다. DNA칩은 그 mRNA의 양에 반응해 색이 변하기 때문에 유전자의 온/오프를 시각적으로 알 수 있다. 즉, mRNA의 양이 적으면 '녹색'으로, 많으면 '빨간색'으로 변한다.

*** 자료 : 《웃어라! 유전자》 무라카미 가즈오 저**

RNA는 이중이 아닌 단일나선구조다. 먼저 DNA 이중나선이 지퍼가 벌어지도록 열고, 그 한쪽에 RNA가 안쪽으로 들어가서 '염기배열'을 복사한다. 이렇게 DNA 정보를 복사해 전달하는 것을 'mRNA(메신저 RNA)'라 부른다.

이 메신저의 양을 측정하면 DNA가 온(on)이 되었는지, 오프(off)가 되었는지 알 수 있다. 무라카미 박사의 웃음 실험도 여기에 주목한 것이다. 게다가 같은 온(on)이라도 20%인 것도 있고 80%인 것도 있는데, 이때 mRNA 양의 비율로 수치화할 수 있다.

23개 유전자가 mRNA 증가로 '녹색', '빨간색'으로 변화

무라카미 박사가 이용한 'DNA칩'은 mRNA 양에 반응해 색이 변하므로 유전자의 온/오프를 시각적으로 한눈에 알 수 있다.

무라카미 박사는 먼저 사방 3cm의 작은 유리판에 21,500개나 되는 인간유전자를 붙이고 웃음 전후에 어떤 유전자에 어느 정도 스위치가 켜지는가를 측정했다.

그 결과, 혈당치 상승이 뚜렷하게 억제된 사람들의 유전자 활동이 플러스로 작용한 것을 23개 특정했다. 웃기 전에는 변화가 없었지만, 웃은 후에는 23개의 유전자가 '녹색', '빨간색'으로 변했다.

이는 웃음이라는 좋은 스트레스로 인해 '무언가'가 작용해 23개의 유전자에 메신저(mRNA)가 급증함에 따라 유전자의 작용이 온(on)이 된 것이다.

웃으면 유전자가 바뀐다! 세계적인 대발견의 결정적인 순간이다.

▪ 잠자는 유전자 – 97%의 DNA는 동면 중 ▪

'웃음'은 유전자의 자명종시계

무라카미 박사의 말에 따르면, 우리의 유전자는 대부분 잠들어 있다고 한다. 그리고 항상 발현되어(on) 활동하는 유전자는 전체의 3% 정도라고 한다. 결국 유전자의 약 97%는 잠든 채로 인간은 생을 마감하는 것이다.

"잠들어 있는 좋은 유전자의 스위치를 온(on)으로 올려 깨울 수 있다면, 인간의 가능성은 한없이 뻗어갈 것이다"라고 무라카미 박사는 주장한다.

여기서 잠든 유전자를 깨워서 스위치 온 하는 도구가 바로 '웃음'이다. 웃음은 바로 유전자의 자명종시계인 셈이다. 그 비결은 누가 뭐래도 인생을 즐겁게 살아가는 데 있다. 잘 웃는 쾌활한 사람일수록 정력적이고 젊어 보인다. 반면에 잘 웃지 않는 우울한 사람일수록 늙어 보이고 몸도 약하다.

"즐겁게 웃으면서 활기차게! 유전자를 스위치 온 하여 인생의 꽃을 피우자!"

이것이야말로 무라카미 철학의 진수라고 할 수 있다.

쇼프로 진행자인 다모리처럼 즐겁고 유쾌하게 살자

여기서 문득 떠오르는 사람이 진행자 다모리 씨다. 그가 진행을 보고 있는 쇼프로 〈와랏테 이이토모〉는 기네스북에 오른 최장수 버라이어티 방송이다. 다모리 씨는 지금의 모습이 첫 방송 당시와 거의 달라지지 않았다. 전혀 늙지를 않았다. 어깨에 힘이 완전히 빠진 초자연체, 그리고 예의 친숙한 웃음소리…….

모든 사람들이 바라는 즐겁고 유쾌한 인생이 거기에 있다. 그의 인생을 보면 무리하지 않는다. 거짓으로 꾸미지 않는다. 참지 않는다. 고민하지 않는다. 또 누구와도 잘 지내고 즐겁고 재밌고 편안하게 산다. 선글라스 인생의 달인은 초저공 비행을 하며 그야말로 웃음과 함께 살아간다.

유머와 함께 사는 그의 붙임성 있는 인생은, 아마도 잠자는 유전자가 모두 플러스 방향으로 발현되어 있지 않을까. 전 세계에 웃음이 퍼지면 미움도 사라진다. 미움이 사라지면 전쟁도 없어진다. 그러니 웃음이 바로 영원한 평화를 위한 무기가 아닐는지. 자, 우리 모두 웃어 보자!

▪ 가장 효과 좋은 '웃음' 처방전 ▪

웃음은 부작용 없는 약

"깨어나라, 유전자! 웃음은 부작용 없는 약이다."

이것이 무라카미 박사의 지론이다.

웃음은 백약, 아니 백만 약 중에 최고로 좋은 약이다. 게다가 부작용도 전혀 없다.

그렇다면 전 세계 병원은 무엇보다 '웃음' 처방전을 모든 치료에 최우선으로 환자에게 제공해야 한다. 이 책에서 계속 언급했듯이 '웃음'에는 병을 고치는 기적의 힘이 있다.

그러면 앞으로 병원이 갖추어야 할 바람직한 모습은 무엇일까? 무라카미 박사는 바람직한 병원상을 이렇게 설명한다.

"병원에 가면 대기실에는 코미디언들이 라이브로 코미디 쇼를 하고 있다. 쇼를 보고 진찰실로 가면 의사 선생님도 싱글벙글 웃으며 맞이해 준다. 서로 편안한 마음으로 대화를 나누고 의사의 농담에 크게 웃으면서 진찰을 마친다. 약국에는 코미디 영상이 갖춰져 있어서 매일 1회 30분 동안 신나게 웃는다."

이 웃음 연구의 권위자도, 나와 완전히 똑같은 미래 병원상을 상상하고 있었다니 무척 기쁘다.

▪ '웃음과 DNA' 관련 연구가 주목받다 ▪

세계 최초의 '웃음과 DNA' 관련 연구

무라카미 교수는 흔쾌히 나와의 인터뷰를 수락해 주었다. 다음은 그와 나눈 인터뷰 내용이다.

저자 교수님의 '웃음과 DNA'에 관련된 연구는 세계 최초인가요?

무라카미 네, 그렇습니다. 상세한 실험내용은 《웃는 유전자》라는 책에 썼습니다. 꼭 한번 읽어보세요.

저자 이번에는 당뇨병이 주제군요. 다른 병도 '웃음과 DNA'와 관련시켜 차례차례 다루실 예정이십니까? 류머티즘이 웃음으로 나았다는 다른 연구도 있습니다.

무라카미 네, 다른 질병도 연구해 볼 계획입니다. 그 류머티즘 연구도 아마 유전자 단계에서는 조사된 것이 없을 겁니다. (웃으며) 류머티즘에서 활동하는 유전자가 당뇨병의 경우와 별개인가는 아직 잘 모릅니다.

저자 영문 논문에서는 '혈당치 상승과 연관 없는 유전자가 변화했다'고 하셨는데요?

무라카미 맞습니다. 그러나 유전자가 아직 완전히 판독되지 못했습니다. 그래서 아직 혈당치 상승과 유전자의 발현(on)과 억제(off) 간의 직접적인 관계는 섣불리 판단하기 어렵습니다.

저자 웃음에 대해 상당수 문헌을 조사해 보면, 면역력이 높아지고 여러 병에도 차도를 보였다고 나오더군요. 행정 쪽에서 웃음을 치료에 활용하고자 하는 움직임은 있는지요?

무라카미 오사카 부에서 《웃음 추천》이라는 소책자를 발행했습니다. 우리 쪽도 협력해 연구 성과도 실었고요. 다양한 질병에 보이는 효과에 대한 최신 정보를 적었습니다.

의료의 근본적인 대혁명과 이어지다

저자 혈당치가 떨어진다, 유전자가 변한다 등 이렇게나 많은 웃음의 효과에 무척 놀랐습니다. 거기다 킬러세포가 대폭으로 증식되고 아토피성 피부염이 거의 90%나 차도를 보였다니! 이 사실은 의료의 근본적인 대혁명으로 이어지지 않을까 싶습니다. 그러면 지금 약으로 인한 피해나 의료비 문제 때문에, 후생노동성 측에서도 '웃음 치료'에 대한 많은 지원이 필요하단 생각이 듭니다. 의료업계에서 웃음의 효용을 받아들이는 움직임은 있습니까?

무라카미 네, 조금씩 아주 조금씩 늘어나고 있습니다. 보험점수 같은 문제는 잘 모르겠지만, 오사카 부가 가장 먼저 나서서 수용해줬습니다.

저자 의학교육의 현장 등에서는 '웃음 치료'에 대해 어떻게 생각하는지요?

무라카미 간호 분야에는 있습니다. 연구 동료인 하야시 게이코(쓰쿠바대학 조교수) 씨가 《웃음에서 솟는 힘》이라는 책을 냈습니다. 거기에는 '웃음근육 체조'라는 체조가 DVD와 함께 소개되어 있습니다. 또 NHK의 한 방송에 방영되어 현재 발매 중입니다.

저자 굉장히 중요한 질문입니다. '웃음요법'이 의학교육에서 정식 커리큘럼이 되려면 '웃음학회' 등에서 어떻게 하느냐에 달렸을까요?

무라카미 그렇습니다. 거기다 좀더 다양한 데이터가 나와 주면 좋겠지요.

정부도, 행정도 조금씩 움직이기 시작하다

저자 웃음 연구에 후생노동성 같은 정부의 보조는 없습니까?

무라카미 여러 가지 있습니다. 경제산업성에서도, 문부성에서도 웃음 관련 연구비를 지원받고 있으니 큰 발전입니다.

저자 마음먹은 대로 유전자 발현의 온/오프가 바뀐다고 한다면, 다윈의 진화론이나 유전학 등 기성과학이 근본부터 크게 흔들리지 않을까요?

무라카미 다윈의 진화론이 나왔을 때는 유전자의 온이나 오프 같은 내용은 전혀 몰랐으니까요. 물론 유전자의 존재도 몰랐습니다. 그러나 우리는 (웃음으로) 유전자의 암호배열(염기배열) 그 자체가 바뀐다고는 생각지 않습니다.

무라카미 DNA 배열에서 '빨간색'과 '녹색'으로 시원하게 웃음의 효과가 밝혀졌습니다.

무라카미 DNA를 아주 작은 유리판에 붙였습니다. 우리의 경우 그 논문에 쓴 것은 대략 2만 개이고, DNA칩을 이용한 실험이 'DNA 배열법'입니다.

저자 엄청난 시간과 노력이 들었겠군요.

무라카미 저희가 붙인 건 아니고, 이미 붙어 있는 것을 사용했습니다. (현미경 관찰의) 프레파라트처럼 말입니다.

저자 논문을 읽고 감동받았습니다. 이건 노벨상 수준의 발견이 아닌가 하고요. 국제적인 평가는 어떤가요? 언론 보도에서는 '세계가 깜짝 놀랐다'고 말하던데요.

무라카미 아니, 그 정도는 아닙니다. 아직 멀었지요. 논문도 2006년 1월에 막 나왔을 뿐입니다. 아직 세계 학계의 반향을 알 수 있는 단계가 아닙니다.

희망의 등불 '웃음 의학'

겸손한 무라카미 박사의 인품이 느껴지는 인터뷰였다. 그러나 이 연구가 노벨의학상을 수상한다면 세계 의료의 거대한 조류는 크게 방향을 틀 것이다. 위험천만한 약과 수술, 방사선 치료에서 진정으로 환자를 구할 수 있는 '웃음 치료'로 일대 변화가 일어날 것이다.

그렇게 되면 약의 부작용이나 의료 사고로 피해를 볼지도 모를 사람들에게는 더없는 최고의 희소식이 되지 않겠는가. 암 환자의 약 80%인 25만 명 정도가 매년 항암제 따위에 학살되는 일본의 암 치료 지옥에도 한줄기 희망의 빛이 보이기 시작했다.

그러나 노벨상 자체가 세계의 군사, 석유, 화학, 금융 등의 메이저가 지배하고 있다고들 한다. 거대 의료 이권을 쥔 메이저에서 의약품, 항암제, 방사선 따위가 필요 없는 '웃음요법'의 보급을 허용할 리는 없다. 아직도 암흑의 안개는 걷히지 않고 있다. 결국은 우리 한 사람 한 사람이 목소리를 높여 정계, 의학계, 언론 등에 지속적으로 손을 쓰지 않는

한, 문은 열리지 않는다.

▪ 실효를 거두고 있는 웃음 치료 ▪

만담으로 40%의 혈당치 억제를 입증하다

웃음으로 혈당치가 40%나 떨어졌다. 그것을 임상연구로 증명한 학자도 있다. 바로 쓰쿠바대학 하야시 게이코 조교수다. 글자 그대로, 세계의 연구자들은 깜짝 놀랐다. 웃음이 당뇨병을 치료한다는 사실이 증명되었다. 하야시 조교수는 코미디 방송 영상을 '연구자료'로 수집했다.

2003년 하야시 조교수는 이미 웃음이 혈당치를 떨어뜨린다는 사실을 국제학회에 발표했다. 〈웃음이 혈중 글루코오스(혈당치)를 떨어뜨렸다〉라는 제목으로 논문을 발표했는데, 논문 내용 중에 일본의 만담이라는 단어가 들어있어 흐뭇하였다.

그는 당뇨병 환자에게 식후 40분간 만담을 보여주고 크게 웃게 한 다음 두 시간 뒤에 측정했다. 그 결과, 웃지 않은 피험자에 비해 웃었던 피험자의 혈당치 상승이 40%나 억제되었던 것이다. 단지 웃는 것만으로 혈당치가 이렇게나 억제되다니, 기적이라고밖에 할 수 없다. 전 세계 의학계가 경탄할 만하다.

스트레스 호르몬으로 포도당이 증가하다

그렇다면 왜 '웃음'이 혈당치를 억제했는가? 그 이유는 스트레스와 관련이 있다. 스트레스란 외적 자극에서 발생한다. 미운 사람을 만났거나 듣기 싫은 이야기를 들었을 때, 혹은 위험한 상태에 빠졌을 때 울컥하거나 심장이 고동친다. 불쾌감이나 공포감은 체내에서 각종 호르몬이 분비된 결과 일어나는 생리현상이다.

스트레스로 가장 많이 발생하는 것은 부신피질호르몬의 일종인 아드레날린이다. 아드레날린은 '분노'와 '공격' 호르몬이다.

이들 호르몬은 근육 속에서 포도당을 만들어낸다. 눈앞의 '적'에 맞서 반격할 것인가, 회피할 것인가. 근육은 순식간에 움직이지 않으면 안 된다. 그러한 '임전 태세'에는 근육 속의 에너지원(포도당)이 필요하다. 즉, 인간은 스트레스가 쌓이면 혈중 포도당량(혈당치)이 상승한다. 스트레스가 당뇨병의 원인이 된다는 말은 여기서 비롯되었다.

웃음의 스트레스 완화효과

그런데 식후에 소리 내서 웃고 스트레스에서 해방되면, 아드레날린 같은 '투쟁' 호르몬의 분비도 감소한다. 그러면 반격하거나 회피할 필요가 사라지므로 혈당치 상승은 억제된다는 메커니즘이다.

웃음에는 스트레스 완화효과만 있는 것이 아니다. 큰소리로 웃으면 근육도 쓰게 된다. 다시 말해 운동요법과 동일한 효과가 추가된다. 웃음의 위력에 경의를 표한다.

그보다 문전성시를 이룰 만큼 쇄도하는 당뇨병 환자에게 '혈당억제제'를 주고 부당한 돈을 챙겨왔던 당뇨병 전문의는 얼굴이 창백해지지 않겠는가. 고작 웃음으로 혈당치가 이만큼이나 떨어진다면 의사는 무용지물이다. 이러다가는 그들의 혈당치만 급상승하는 건 아닐는지.

콩트 코미디를 보고 36.5%나 혈당치 저하

NHK의 〈이웃의 저력〉이라는 방송에서는 코미디 콤비 '테이크투'의 콩트 코미디로 실험했다. 이웃 사람들에게 초밥을 대접하고 콩트로 신나게 웃겼다.

식후 1시간이 지나고 나서 혈당치를 측정해 보았더니 공복시를 0이라고 했을시 웃지 않았을 때는 평균 108.6mg/dl, 그런데 웃은 후에는 67.0mg/dl까지 떨어졌다. 그 비율은 36.5%로, 역시 억제율은 40%에 가깝다. 하야시 조교수의 연구성과와도 일치했다. 대단한 테이크투 콤비다!

'웃음 합숙'으로 혈당치, 중성지방도 감소

이와 비슷한 실험을 〈아루아루 대사전 Ⅱ〉에서도 했다. 시청자 대표로 두 가족을 3일간 '웃음 실험 합숙'에 초대해 웃음의 효용을 실험하는 특별한 기획이었다.

합숙에는 야사키 가족과 기타가와 가족이 참여했다. 평소 두 가족은 웃음이 적다고 한다. 이들을 웃겨주는 역할로 함께 합숙한 이들은 인기 많은 코미디 콤비 '차장과장'이었다.

이들은 합숙 장소에서 웃음을 담은 여러 가지 게임과 놀이를 하였다. 20분 동안 게임을 하면서 누군가가 틀릴 때마다 웃음이 터져 나왔다. 하루 만에 두 가족은 큰소리로 서른 번 넘게 웃었다. 거의 평소의 4배가 넘는 웃음 양에 해당한다. 아이들도 깔깔거리며 웃음이 가득한 얼굴로 3일을 보냈다.

그들의 혈당치 변화를 측정하자 야사키 부부의 평균치는 합숙 전 120mg/dl에서 3일째에는 106mg/dl로 개선되었고, 기타가와 부부도 85mg/dl에서 77mg/dl로 억제되었다. 또 고지혈증의 원인이 되는 중성지방치도 야사키 부부는 260mg/dl에서 188mg/dl로 28%나 감소해 많이 개선되었다. 기타가와 부부도 149mg/dl에서 130mg/dl로 역시 13% 감소하며 개선되었다. 많이 웃으니 혈액이 깨끗해진 것이다.

결과를 본 가족들은 모두 깜짝 놀라며 새삼 웃음의 효능에 감탄했다. 물론 개인차는 있으므로 이들 수치는 어디까지나 기준에 지나지 않는다. 그러나 3일간 가족 모두 유쾌하게 웃으며 지낸 효과는 부정할 수 없을 것이다. 이들 실험결과는 다른 많은 웃음 연구와 일치하기 때문이다.

7장

'억지웃음'이라도 효과가 있다

▪ 100세까지 장수하는 사람은 모두 웃는 얼굴 ▪

웃어야 건강하게 오래 산다

웃는 얼굴은 주위 사람들에게 안도감을 안겨준다. 그중에서도 서비스업종에 종사하는 사람에게 웃는 표정은 빼놓을 수 없다. 만일 식당에 갔을 때 주인이 노려보기라도 한다면, 깜짝 놀라 그 식당을 다시는 찾지 않을 것이다.

온 사방을 둘러봐도 웃을 만한 상황이 아닌 사건이 연속으로 터지면 우울해진다. 오랜 불황이 이어지고 거리에도 어두운 표정으로 생각에 잠긴 사람들이 늘어났다. 정신면역학 측면에서 말하자면, NK세포를 자기 스스로가 약화시키는 일이나 마찬가지다.

텔레비전에서 100세 이상 장수한 사람들의 인터뷰를 접했다. 거기에 나온 할머니, 할아버지가 모두 싱글벙글 웃고 있다는 점에 감탄했다. 온몸에서 진정으로 흘러넘치는 자연스런 웃음이다.

'아, 이분들이야말로 인생의 승리자구나.'

나는 연신 고개를 끄덕이며 텔레비전을 시청했다. 그분들의 웃는 모습은 하늘의 뜻대로 살아오신 증거다. 그들이 바로 인생의 진정한 달인들이라는 생각이 들었다.

이런 웃는 얼굴의 힘이 다름아닌 면역력이자 생명력이다. 그분들을 보며 세상의 도리와 어긋나는 악업에 화내고 때로는 무서운 표정을 짓고 있는 자신을 반성하게 되었다.

어떻게 웃어도 효과는 있다

웃음에는 '애교 있는 웃음', '소리 죽여 웃는 웃음', '수줍게 웃는 웃음'에 '폭소'까지 여러 가지가 있다.

그런데 웃음요법을 추천하는 전문가들 말에 따르면, 웃음에 따로 방법은 없다고 한다. 직접 만담 무대에 오르는 나카시마 히데오 의사는 텔레비전 건강방송에서 웃는 얼굴로 "소리 없이 웃든, 혼자서 웃든 아무 상관없다!"고 말하였다.

▪ 일단 웃는 얼굴만으로도 효과가 있다 ▪

재밌지도 않은데 웃어?

"좀 웃어주시겠습니까?"

"재밌지도 않는데 어떻게 웃어요!"

이는 세계적인 영화배우 미후네 도시로(三船敏朗)가 젊은 시절에 신인배우 오디션에서 나눈 대화다. 수줍음을 잘 타고 무뚝뚝하던 젊은 미후네의 표정이 눈에 선하다.

"지금 뭔 소리를 하는 거야. 에잉, 웃기지도 않는데 어찌 웃으라는

지 원!"

이 말은 희대의 만담가 고콘테이 신쇼가 거침없이 해대는 소리다. 귓가에 목소리가 들리는 것만 같고 눈앞에 얼굴이 아른거린다. 상상만으로도 입가에 웃음이 번진다.

"아무리 웃음이 건강에 좋다지만, 쉴 새 없이 웃기만 하란 말이오? 바빠 죽겠는데 그럴 시간이 어디 있담."

사람들에게 '웃음 건강법'을 제안하면 대개 이런 반응이 돌아온다.

세상에는 밝고 쾌활한 사람과 어둡고 우울한 사람이 있다. 쾌활한 사람은 "그래? 알았어. 웃자구! 아하하하"하고 반응이 빠르다. 그에 반해 우울한 사람은 "재밌는 일도 없구만. 흥!"하고 외면한다.

억지웃음이라도 NK 활성은 상승

그런데 일단 웃는 표정만 지어도 웃음의 효과가 있다고 전문의들은 말한다. 《웃음의 건강학》의 저자 이타미 지로 의사는 웃는 표정의 효용성을 알아보는 실험을 했다.

그는 피험자로 참가한 자원봉사자 6명을 1명씩 개인실에 들여보내 2시간 동안 계속 웃는 표정만 짓도록 시켰다. 다시 말해 억지웃음이다. 어쩐지 섬뜩한 기분도 드는데 그 결과는 어땠을까?

"실내에는 TV도 라디오도 아무런 재밋거리도 없지만 표정만은 계속 웃고 있도록 했다. 피험자들은 가끔 비스듬히 앞에 걸린 거울에 자신

웃는 표정만 지어도 NK세포가 정상화된 실험 데이터

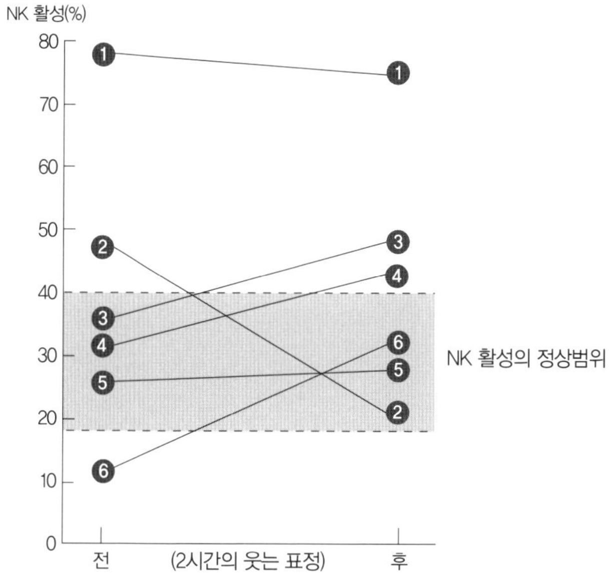

* 자료 : 《웃음의 건강학》 이타미 지로 저

의 웃는 얼굴을 확인하면서 2시간을 보냈다. 실험 모습과 그 표정들은 영상으로도 기록했다." 《웃음의 건강학》 이타미 지로 저

그 결과, 놀라운 효과를 확인할 수 있었다. 앞의 그래프에서 보는 바와 같이 NK 활성이 낮았던 ❸~❻ 4명의 NK 활성이 급상승한 것이다. 그중에서도 ❻은 활성지표가 10에서 30으로, 3배나 늘어났다. 게다가 원래 NK 활성이 높았던 ❷는 반대로 정상범위에 들어섰다. 가장 높았던 ❶도 정상방향으로 향했다.

이타미 의사는 재미있는 일이 없어도 일단은 표정만이라도 계속 웃기를 권한다. 최근 정신면역학 연구에서 웃는 척만 해도 진짜 웃는 것과 마찬가지로 암이나 다른 질병을 물리칠 수 있고 건강도 더 좋아지는 것으로 밝혀졌다.

▪ 웃는 얼굴을 만들면 뇌도 웃는다 ▪

'웃음'의 표정근을 움직이자

다카도 베라는 《웃으면 면역력이 좋아진다》라는 책에서 사람들에게 웃는 얼굴 만들기를 호소한다.

다카도 베라는 1980년대 미국 시카고에 있는 대학에서 심리학, 운동생리학 등을 열심히 공부했다. 그 뒤 건강학, 영양학 학위를 취득했고 귀국 후 1991년에는 '일본릴렉스사이즈협회'를 설립해 긴장 완화(relaxation)를 보급하는 데 힘쓰고 있다. 주요 저서로는 《좋은 얼굴 만드는 법》 등이 있다.

건강과 심리 측면에서 웃음 지도의 일인자라 불리는 다카도 베라도 역시 '억지웃음'이라도 면역력은 똑같이 상승한다고 말한다. 그녀는 그 근거를 다음과 같이 설명한다.

"인간은 웃기고 재밌을 때 웃는다. 그때 뇌 속에서 얼마간의 생리적인 변화가 일어나 그것이 운동신경에서 근육으로 옮겨가고 그 결과 얼굴 전체 근육이 크게 움직여 웃음이라는 표정을 낳는다. 반면 억지웃음일 때는 뺨과 눈 주위의 근육은 움직이지만, 미간이나 이마 근육은 거의 변화가 없다. 그런데 먼저 웃는 표정을 만들고, 눈과 뺨 주변의 근육만이라도 움직이면, 그 움직임을 뇌가 인지하여, 요컨대 뇌가 '지금은 즐거운 때다'라고 판단하면 그 뒤로 기분도 따라온다."

웃는 얼굴을 만들면 우습고 즐거워진다

웃는 얼굴은 즐거운 마음을 통해 표정근이 움직이면서 만들어진다. 그런데 반대로 웃는 얼굴을 먼저 만들면 표정근이 움직이고, 그것을 즐거움으로 감지한다는 말이다.

이것이 억지웃음이라도 '진짜 웃음'과 똑같은 효과가 나타나는 이유다. 그녀는 이것을 '안면 피드백 효과'라고 이름 붙였다.

이 말에 당신은 어쩌면 반신반의할지도 모른다. 일단 거울 앞에 서서 양볼을 올리며 억지웃음을 지어보자. 처음에는 무섭다고 생각하거나, 아무리 내 모습이라도 섬뜩한 기분을 느낄 것이다.

그러나 그렇게 거울을 보다 보면 '풋' 하고 웃음이 터져 나올 것이다. 결국 웃는 표정을 만드는 사이에, 뇌가 표정근의 변화를 감지해 진짜로 우스꽝스런 느낌이 들기 시작한다. 말 그대로 안면에서 뇌로의 피드백이다.

다카도 베라는 이렇게 말한다.

“맨 처음에는 좀 무리했다 싶은 웃음도 괜찮다. 의식해서 웃으며 표정근을 단련해 잠재의식에 심음으로써 무의식적으로 웃는 표정을 지을 수 있다면 대단한 일이다. 누구나 억지웃음으로 ‘안면 피드백 효과’를 기대할 수 있다.”

웃는 표정만 지어도 좋은 효과가 있다

나의 지인인 T씨는 자세 교정 등을 해주는 치료사로 은발에 온화한 미소를 지녔다. 그 역시 웃는 표정만 지어도 건강에 효과가 있다고 분명하게 말한다.

“웃으면 입 옆의 양볼 근육이 위로 올라가는데 이 근육을 ‘소근(笑筋)’이라 부른다. 양쪽 입가를 올리고 웃는 표정을 지으면 소근이 수축하고 뇌가 자극받아 진짜 웃는 것과 동일한 효과가 나타난다.”

인간의 얼굴에는 50개 이상의 근육이 있다고 한다. 이를 표정근이라 하는데 이들의 조합이 희로애락 등의 다양한 표정을 창출한다.

웃는 표정은 입의 양옆에 있는 ‘소근’과 입 위에 있는 ‘구각거근(口角擧筋)’이 위로 움직여 발생한다. 또 눈 주위의 ‘안륜근(眼輪筋)’이 움직여 눈이 가늘어지고 눈 주위에 주름이 진다. T씨는 웃음의 부작용이 딱 하나 있는데 그것은 바로 눈 주위에 생기는 자글자글한 주름이라고 말한다.

감정이 풍부한 사람은 표정도 풍부하다. 강연을 할 때면 무심코 여러 유명한 연예인의 목소리를 흉내 내는 버릇이 있어선지 나는 표정이 풍부하다는 소리를 듣곤 한다. 웃는 얼굴들을 앞에 두고 소중한 이야기를 할 수 있다면 그것도 꽤 괜찮을 일이라는 생각이 든다.

▪ 웃지 않으면 병에 걸리기 쉽다 ▪

웃지 못하는 슬픔

그러나 개중에는 무표정인 사람들도 있다. 다카도 베라는 이렇게 말한다.

"표정근은 단련하지 않으면 쇠퇴해져 노화된다. 애교가 없다든가, 무슨 생각을 하는지 도통 모르겠다는 말을 듣는 사람들은 감정표현이 서툴다. 또 감정을 겉으로 드러내지 않는 사람도 있다. 마치 가면을 쓴 것처럼 표정이 없다."

표정근이 가면처럼 고정된 사람이라는 말에, 문득 러시아의 푸틴 대통령이 떠올랐다. 그는 일찍이 구소련의 비밀경찰인 KGB 간부였으니 스파이로서 표정을 읽혀서는 안 되었다. 그래서 아마도 감정을 겉으로 표출하지 않는 훈련을 받았을지도 모른다.

그 후유증이 예의 무표정이라니, 좀 안타깝다. 아무 생각 없이 편하게 웃고 싶어도 웃을 수 없으니 말이다. 이것이 바로 노멘클라투라(nomenklatura : 라틴어에서 파생한 러시아어로 혁명이 아닌 현상유지, 즉 권력의 유지와 입신출세를 지향하는 보수 체질의 직업적 관리층이며 체제파 엘리트를 지칭하는 말)이다.

웃지 않으면 면역력이 저하된다

다카도 베라는 "최근 이런 가면얼굴을 한 사람들이 많이 늘어난 듯하다"라며 염려했다.

"인터넷이나 휴대전화가 보급되면서 직접 얼굴을 마주하고 이야기할 기회가 적어진 점도 가면얼굴이 많아진 요인이 아닐는지……."

그녀의 말에 나도 동감이다. 그런 젊은 사람들은 표정근이 쇠퇴하기 때문에 자연히 웃지 못한다. 웃지 못하면 면역력이 저하된다. 구체적으로는 NK세포 활성이 저하되어 암에 걸리기 쉽다.

요즘 들어 젊은 세대에 암과 생활습관병이 급증한 배경으로, 무표정하고 웃지 않는(웃지 못하는) 젊은이가 많아진 사실도 무시할 수 없다. 사회에서 '웃음'이 사라지는 것은 사회의 '생명력'이 사라지는 거나 마찬가지다.

방긋 웃는 얼굴로 금메달 9개를!

올림픽에서 금메달을 무려 9개나 획득한 사람은 육상선수 칼 루이스

(Carl Lewis)다. 그는 경이로운 운동능력을 끌어내는 비결에 대해 이렇게 말했다.

"100m를 전력 질주할 때, 70m를 지난 지점에서 방긋 웃는 표정을 짓는다. 그러면 남은 골인지점까지는 더 빠른 속력으로 달릴 수 있다."

그렇다! 웃는 얼굴의 릴렉스 효과가 운동기능을 한층 높여준다. 반대로 필사적인 얼굴표정을 지으면 근육도 굳어져버린다. 그러고 보면 단거리 경주에서는 하위권 선수일수록 굉장한 얼굴로 달리고 있다.

천재 골퍼 타이거 우즈(Tiger Woods) 선수도 어드레스에 들어갈 때 혀를 약간 내밀고 숨을 내쉬며 입가의 긴장을 풀어준다. 일류 스포츠 선수가 가장 중요한 시점에서 입가를 움직이는 모습을 흔히 발견한다. 껌을 씹는 것도 마찬가지다. 무의식중에 '웃음'의 표정근을 움직이려는 행동인 것이다.

▪ 웃음소리가 더 많은 웃음을 부른다 ▪

상대에게 맞추는 미러 뉴런의 작용

평소에 뾰로통하게 있는 사람이라도 남이 크게 웃는 모습을 보면 따라서 웃고 만다. 왜 그럴까?

"사람의 뇌에는 상대의 감정을 읽어내는 미러 뉴런(mirror neuron)이 있기 때문이다"라고 전문가는 말한다. 즉, 거울과 같이 반사되어 반응하는 신경이 작용해 따라서 웃는 일이 생긴다.

미러 뉴런은 뇌의 전두엽에 있으며, 사람의 표정이나 목소리에서 정보를 판독해 똑같은 감정이 되도록 명령을 내린다. 그래서 우는 사람을 보면 따라 울어버리고, 신나게 웃는 사람 옆에 있으면 따라 웃게 된다.

나도 강연에서 경험한 적이 있다. 내 농담에 누군가 한 명이 웃자 순간 그것이 강당에 모인 사람들의 폭소로 이어졌다. 이는 뇌가 상대의 감정에 공감하라고 명령을 내렸기 때문이다. 그래서 남의 웃는 얼굴, 웃음소리에 즐거워져 따라 웃게 된다. 잘 웃는 사람 옆에서 많이 따라 웃는 것도 웃음의 지혜라 하겠다.

"킥킥킥 하고 시작되면 좀처럼 수습되지 않는다. 수습하려고 할수록 더 강해진다. 경련을 일으키는 듯한 호흡이 자동능(自動能 : 외부의 힘이 작용하지 아니하고 내부의 원인에 의하여 일어나는 운동, 또는 의지에 의하지 아니하는 기계적 운동)을 일으킨다. 더욱이 옆에서 같이 킥킥거리는 사람이 있을 때는 더 심해져 결국에는 온몸에 경련운동이 일어나고 배가 뒤틀릴 정도로 힘들어져 참기 어렵다." 《울고 웃는 특성》 나카가와 리이치 저

따라 웃는 웃음 – 웃음이 웃음을 낳는다

노먼 커즌스는 저서 《웃음의 치유력(속편)》에서 다음과 같이 웃음의 전염성을 실제로 증명한 사례를 소개했다.

"강연 중에 '여러분 중에 웃는 걸 너무 좋아해서 신호만 보내면 순식간에 웃음이 나오는 사람 없는가?'하고 자원봉사자를 모집했다. 그러자 제일 앞줄에 앉아있던 빌이라는 키 큰 남성이 앞으로 나섰다. 이에 나는 자신 있게 할 수 있는 웃긴 이야기를 들려줬다. 환자들의 반응은 빌의 쩌렁쩌렁한 웃음소리로 인해 한층 강해졌다. 빌의 웃음소리 자체가 다시 새로운 웃음을 유도해낸 것이다."

웃음요법의 선구자다운 모습이다. 그 장소에 있는 사람들의 미러 뉴런이 증폭작용을 일으켜 실내는 여기저기 웃음으로 가득했다. 노먼 커즌스는 이어서 웃음 카세트테이프를 틀었다. 그 효과에 대해 이렇게 말하였다.

"효과 만점! 환자들은 롤러코스터의 최고 정점에서 미끄러져 내려오듯이 웃음의 롤러코스터는 끝없이 돌진했다. 웃다가 고꾸라지고 의자에서 떨어지려는 사람까지 있었다. 이런 현상은 웃음이 엔도르핀의 분비를 촉진해 모르핀과 비슷한 효과가 나타난 것으로 짐작된다는 일부 의학연구자의 추측을 뒷받침하는지도 모른다."

웃음 전염으로 걱정도 싹 사라지다

그렇다! 웃음은 주변으로 전염된다. 뉴욕 시립 웃음요법회의 심리치료사 스테판 위스퍼스는 이렇게 말한다.

"웃음이 웃음을 낳는다. 모두 웃으면서 하나가 되는 것이다. 웃음의 파급효과로 걱정은 깡그리 사라지게 된다. 그 장소에 있는 사람이 말기암 환자이든, 재생불량성 신경질환 환자이든 모두가 스트레스에서 해방된다."

웃음에는 원래 전염성이 있다. 그것이 환자 한 사람, 한 사람에게 힘을 준 것이다. 이어서 그는 다음과 같이 설명한다.

"누구나 뇌 속에 얼어붙은 많은 양의 웃음을 죽은 듯이 저장만 하고 있다. 나는 웃음치료사지만, 내 역할은 '자, 크게 웃어봅시다!' 하고 허가만 내릴 뿐이다. '바보가 되자!', '스트레스 따윈 쫓아버리자!', '마음을 편안히 갖자!' 하고 말이다. 거기서 그들은 인생을 발견하기도 한다. 항상 억눌린 상태로 살던 사람들이 신나게 웃다 보면 그게 충격인 것이다."

거리낌 없이 웃음의 리더가 되자

또 다른 여성 웃음치료사인 킴 마크린도 말한다.

"사람들은 처음에는 억지로 웃더라도 결국에는 폭소를 터뜨린다. 내 일은 사람들이 나이를 먹을수록 사라져 가는 내부의 '아이'를 일깨워내는 것이다. 예를 들어 억지로 웃게 하면 십중팔구 사람들은 킥킥거리며 웃기 시작한다. 그리고 곧바로 폭소를 터뜨리기 마련이다. 귀에서 웃음소리가 들리면 저절로 웃음이 난다."

코미디 쇼를 하는 곳에서 한 명이 웃으면, 따라서 장내에 폭소가 터진다. 반대로 모두가 입을 꾹 다물고 있으면 코미디를 하는 사람이 아무리 웃기려고 해도 웃는 사람은 하나도 없다. 이것을 코미디언 세계에서는 '분위기가 썰렁하다'고 말한다. 이럴 때는 거리낌 없이 웃음의 리더가 되자. 당신의 웃음소리가 객석에 웃음파도를 불러일으킬 테니까.

▪ 간질여 웃는 웃음도 걷기운동에 필적한다 ▪

겨드랑이를 간질이면 웃는 까닭은

더 쉬운 방법으로 크게 웃을 수 있는 비결은 없을까? 그것은 바로 '간질이기'다.

우리는 누군가 겨드랑이를 간질이면 웃는다. 길거리 조사에서도 100명을 간질여보았더니 100명 모두 웃었다. 왜 겨드랑이를 간질이면 웃는 걸까?

겨드랑이를 간질이면 누구나 웃는다. 겨드랑이만 닿으면 온몸의 근육에 바짝 힘이 들어가 긴장을 일으킨다. 이것은 왜일까? 그래서 근전계를 붙이고 근육의 활동을 조사해 보니 흥미로운 결과가 나왔다.

우리 몸의 다른 부분을 건드렸을 때 전신의 근육은 '전혀'라고 해도 좋을 정도로 반응하지 않았다. 그런데 겨드랑이를 건드렸을 때만큼은 근육에 강한 힘이 들어가 긴장상태를 보였다. 특히 협근과 등근육이 크게 긴장했다. 직접 체험해 보면 잘 알 수 있다.

내장을 보호하려고 반사적으로 근육긴장

겨드랑이를 간질이면 어째서 협근과 등에 힘이 들어가는 걸까? 이에 대해 전문가는 겨드랑이 안쪽에 있는 내장을 보호하려는 반응이라고 답한다.

겨드랑이 안쪽에는 심장, 폐 같은 생명유지에 중요한 장기가 있다. 그러나 겨드랑이에는 중요한 장기들을 보호할 근육이 거의 붙어있지 않다. 그래서 겨드랑이를 건들면 무의식이 '장기가 위험하다!'라고 반응해 근육에 힘이 들어가는 긴장상태가 된다. 한마디로 내장을 보호하려는 조건반응인 것이다.

"간지럼이 웃음을 유도하는 부위는 겨드랑이 밑이나 발바닥으로 평소 그다지 외부자극에 노출되지 않은 채 보호받는 부분이다. …… 상대가 속마음을 허용한 사람이고, 위험한 부위에 자극을 가하는 행동이 결코 진심이 아님을 알았을 때 그것은 웃음으로 바뀐다. …… 직접 자기 겨드랑이를 간질일 때 아무렇지 않은 이유는 보통 자신을 스스로 공격하는 일은 있을 수 없기 때문이다." 《울고 웃는 특성》 나카가와 리이치 저

그러면 왜 근육을 긴장시키는데 웃음이 날까? 겨드랑이를 건드릴 때 심박수는 급상승한다. 한 실험에서는 매분 83회에서 117회까지 뛰어올랐다. 이는 곧 심한 스트레스 상태를 뜻한다. '장기가 위험하다!'라는

경고에 위험을 감지하면서 스트레스가 많이 쌓이면, 뇌는 웃음으로 산소 흡입을 늘려 스트레스를 완화시키려 한다는 설이다.

간단히 정리해서 말하면 ❶ 겨드랑이를 건든다 → ❷ 내장의 위험 감지 → ❸ 협근과 등근육 긴장 → ❹ 심박수 상승 → ❺ 스트레스 상태 → ❻ 웃음 반응 → ❼ 산소 흡입 증가 → ❽ 스트레스 완화라는 과정을 통해 우리는 겨드랑이를 건든 순간 웃어버리게 된다.

간질여서 웃어도 걷기운동 못지않은 효과가 있다

간지럼 때문에 웃는 웃음은 얼마만큼의 산소 섭취 효과가 있을까? 간질였을 때의 산소섭취량을 측정했더니 시속 6km로 걷기운동을 했을

간질여서 웃는 효과 – 산소섭취량 3.3배 증가

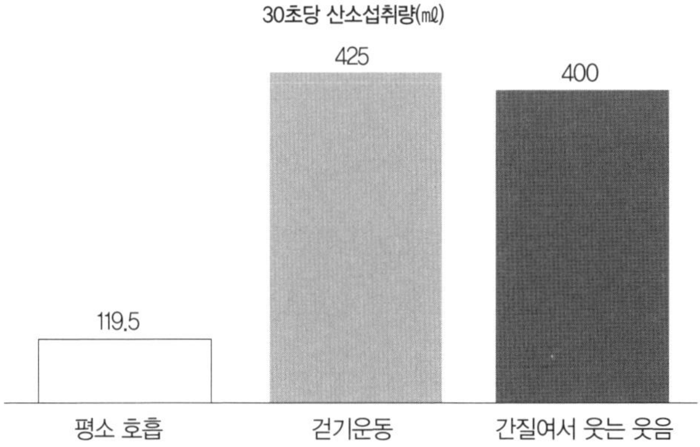

* 자료 : 〈아루아루 대사전 II : 웃음의 건강파워편〉(후지TV)

때와 거의 같은 양이 나왔다. 그러니까 누군가가 간질여 웃는 동안은 유산소운동을 하듯 산소를 받아들이는 셈이다.

이 실험을 했던 후지TV의 〈아루아루 대사전 Ⅱ〉는 "잘 웃지 않는다면 서로 간지럼 태우기 놀이를 해보는 건 어떨까?"라고 제안한다.

"웃음이 아무리 건강에 좋다 해도 웃는 게 그리 쉬운 일은 아니잖아" 하며 언짢아하는 사람도 있다. 그런 벌레 씹은 얼굴이라도 겨드랑이 밑을 간질이면 "그만둬! 그만! 아하하하하"하고 웃고 만다.

결국 큰 웃음을 유도하는 데 겨드랑이 간질이기만큼 확실하고 효과 빠른 방법은 없다. 간지럼으로 웃으면 10초에 심호흡 2회분의 산소가 몸속으로 들어온다. 간지럼으로 웃기요법은 농담이 아니라, 병원에서도 반드시 실천해봐야 한다.

암 환자에게는 지옥 같은 항암제에 비한다면 겨드랑이 간질이기요법은 천국과도 같지 않겠는가.

간질이기로 좀더 친근해지자

해외 연구자 가운데도 간지럼 태우기와 웃음의 효용을 설명한 사람이 있다.

미국 메릴랜드대학 신경행동학자인 로버트 프로바인 박사는 이렇게 말한다.

"간지럼 태우기는 오랫동안 웃음을 일으키는 요인이 되어왔다. 고대인들 역시 잘 아는 사실이다."

또한 그는 간지럼은 본능적인 행동이라며 이렇게 부연 설명을 한다.

"간지럼은 흥미로운 현상이다. 부모가 아이들의 간지럼을 태우는 것은 터져 나오는 웃음소리 때문이다. …… 사실 간지럼은 원숭이가 서로 장난치는 행위와 같다. 다만 인간은 '하하하' 하고 웃고, 원숭이는 '끼이끼이끼이'하고 소리내는 정도의 차이가 있을 뿐이다."

이어서 로버트 박사는 "간지럼은 남녀의 성애에도 중요한 역할을 한다. 형에게 잡혀 간지럼당하는 것이 아니니, 좀더 부드러운 손길이 필요함은 말할 것도 없다"라고 말한다.

결국 이 행동학자는 우리에게 좀더 접촉하라고 설득하고 있다. 그러나 좀 가깝게 스치기만 해도 성희롱이라고 고래고래 소리를 지르는 요즈음의 풍조는 아쉽기만 하다.

웃음은 인류 공통의 언어이다

"아기는 태어나서 1주일이 지나야 웃는 표정을 보인다." 《울고 웃는 특성》 나카가와 리이치 저

"태어나면서부터 보지 못하고 듣지도 못하는 아기를 관찰하면, 일상생활에서 적절한 순간에 미소 짓기도 하고 얼굴을 찌푸리기도 한다는 사실을 알 수 있다. …… 5주째 정도에 미소를, 그리고 4~5개월 정도에 웃음을 보이기 시작한다." 《맨워칭(인간행동을 관찰한다)》 데즈몬드 모리스 저

사람은 태어나 웃는 법을 배우지 않고도 웃는다. 따라서 웃음은 본능에서 나오는 행동이다. 이에 대해 로버트 프로바인 박사는 다음과 같이 설명한다.

"웃음은 누구나 소유하는 메커니즘이다. 웃음이야말로 인류 공통 언어 중 하나다. 지구상에는 몇천 개의 언어가 있으며 수십만 개의 방언이 있다. 그러나 모든 사람은 언어로 대화하듯 웃음으로도 대화한다. …… 아기는 말하기 훨씬 전에 웃는다. 원숭이도 웃는다. 따라서 웃음은 무의식의 언어이면서 원시적이라고 할 수 있다."

▪ 웃음의 뇌 – 살아남기 위해 사람은 웃는다 ▪

뇌의 삼층 구조 – 악어, 말, 인간

뇌에 대한 관심이 고조되고 있다. 인간의 웃음은 우리 뇌의 어디에서 결정될까? 다음에 있는 그림 '인간 뇌의 요약도'를 보면 악어와 말 그림이 기묘한데 이는 뇌가 ❶ 악어의 뇌(뇌간), ❷ 말의 뇌(대뇌변연계), ❸ 인간의 뇌(대뇌피질)의 삼층으로 나눠지기 때문이다. 또한 인간의 뇌는 기능에 따라 세분화되어 분류된다.

❶ 악어의 뇌(뇌간) : 가장 원시적이고 생존본능에 따라 반사, 반응하는 영역이다. 식욕, 성욕, 수면, 공격, 도피 등 생존을 위해 기본 반사

인간 뇌의 요약도

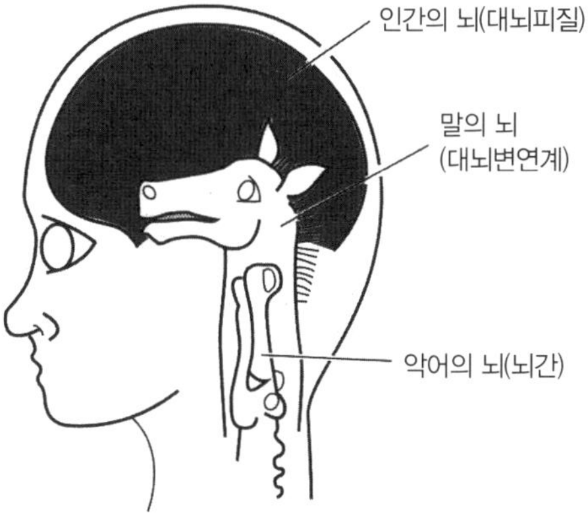

인간 뇌의 삼층 구조

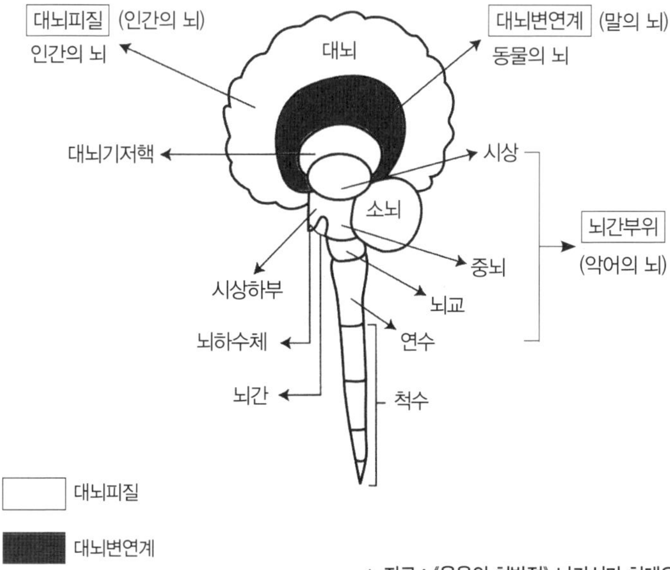

* 자료 : 《웃음의 처방전》 나카시마 히데오 저

시스템의 프로그램은 여기에 축척되어 있다. 이 뇌간부위에는 연수, 뇌교, 중뇌, 간뇌(시상과 시상하부) 등이 포함된다.

❷ **말의 뇌(대뇌변연계) :** 뇌간부위에 덮여있는 것이 대뇌변연계다. 인간과 악어 사이에서 '말'이라 이름 붙여진 이유는 본능에도 학습에도 반응하기 때문이다. 여기에는 해마, 편도체 같은 부분이 있고 기억, 호오(好惡), 희로애락, 음감 등 더 복잡한 반응을 처리하는 곳이다. 인간의 경우 시각, 청각, 촉각, 미각, 후각 등 오감에 따라 뇌에 들어온 정보가 제일 먼저 이 부위에서 처리된다.

❸ **인간의 뇌(대뇌피질) :** 뇌 전체에서 보면 주름진 표면부분이다. 학습, 체험, 전승 등으로 정보가 입력되고 선악(善惡), 정사(正邪), 시비(是非), 미추(美醜) 등을 인식 · 사고 · 판단하는 부분이다. 이 진화한 대뇌피질이 있기 때문에 비로소 인간은 인간다울 수 있는 것이다.

웃음은 생존본능에서 나온다

그건 그렇고 '웃음'은 뇌의 어느 부위에서 나올까? 웃음은 ❶ 악어의 뇌에서, 즉 생존본능을 바탕으로 발생한다. 그 웃음의 중추는 시상하부로 식욕과 성욕 같은 자기 보존이나 종족 보존과 관련된 '본능구역'이다. 그 옆을 A10신경이라 불리는 '쾌락신경'이 지나가고 있다. 거기서 식욕, 성욕, 생존욕이 충족되면 만족감이 '쾌락신경'에 전달되면서 쾌감의 웃음이 발생한다.

또한 뇌간부위는 자율신경중추로 호흡, 맥박, 혈압, 혈관의 수축과 확장, 눈물과 땀 분비 등도 지배하고 있다. 그러므로 웃음 반응은 뇌간 부위를 자극해 자율신경계의 호흡, 맥박, 혈액순환 등의 반응을 일으킨다.

배꼽 빠지게 웃거나 너무 웃어서 눈물이 나는 것도, 다 여러분의 생존본능인 ❶ 악어의 뇌가 쾌감을 느꼈다는 증거인 것이다.

코미디는 만족, 우월, 해방의 웃음

그러면 ❷ 말의 뇌(대뇌변연계)와 ❸ 인간의 뇌(대뇌피질)는 '웃음'과 무관한가? 그렇지는 않다.

우리가 목적을 달성했을 때나, 좋아하는 사람과 만났을 때 만족하면 기쁨의 웃음이 솟아난다. 우리는 이 웃음을 '기대충족의 웃음'이라 부른다. 그리고 잘난 척해대던 사람이 그만 넘어졌을 때는 폭소를 유발하는데, 이는 '우월의 웃음'이라 부른다.

또 조마조마하고 두근거리게 해놓고 "사실은 거짓말이야!"하고 폭로할 때도 웃음이 솟구친다. 이 웃음은 '해방의 웃음'이다. 이런 코미디, 희극, 유머 등은 모두 대뇌변연계의 웃음을 자극한다. 그리고 '만족' · '우월' · '해방' 같은 고도의 웃음 감정시스템을 자극한다.

웃음은 세계 평화의 최대 무기

❸ 인간의 뇌인 대뇌피질도 웃음에 관여한다. 그것은 더욱 고도의 지적인 웃음으로 '사교상의 웃음'이라 부른다.

원활한 인간관계를 위해 처음 만난 사람에게 빙긋 웃어 보인다. 파티에서 농담이나 유머를 하며 대화 분위기를 띄운다. 이는 당신과 잘 지내고 싶다는 메시지다. 말하자면 애정과 우호를 표시하는 '협조의 웃음'이다.

웃음 치료의 달인이자 프로 만담가인 나카시마 히데오 의사(뇌신경외과)는 이렇게 주장한다.

"이는 세계 평화 유지에도 중요한 웃음으로, 전쟁까지 피할 수 있는 인류의 예지이다."

이 말에 전적으로 동감한다. 웃음 치료의 선구자인 노먼 커즌스가 한편에선 열렬한 평화운동가였다는 사실과도 일맥상통한다.

웃음은 전쟁을 없애고 인류 멸망을 막아준다. 그리고 이 무기는 피를 흘리지 않아도 된다. 그 위력은 지대하다. 수백만, 수천만, 수억이나 되는 사람들의 목숨을 구할 수 있으니까.

▪ 엄마의 뱃속에서 방긋 웃는 태아 ▪

미소천사가 가르쳐 준 것

"태아가 웃는다"는 말을 하면 사람들은 의아해한다. 그러나 실제 임신 8개월이 지나고부터 아기의 웃는 표정을 관찰할 수 있다.

아기는 태어나자마자 큰소리로 운다. 이는 자궁의 양수 속에서 수중 생활을 하다 처음으로 대기 속에서 호흡하며 많은 공기를 들이마셔야 하기 때문이다. 그래서 아기 몸은 새로운 공기 중의 산소를 들이마셔서 새빨개진다.

그런데 막 태어나 엄마의 젖을 빨면 아기는 만족감에 미소 짓는다. 그 모습은 하늘에서 내려온 천사의 미소와 다름없다.

이 미소는 아기가 엄마의 애정을 확인하는 커다란 계기가 된다. 엄마는 미소를 지으며 아기를 바라보고, 아기는 그 모습을 보고 또 웃는다. 옆에서 보고만 있어도 마음 따뜻한 풍경이다.

웃음은 본능에서 나온다

다윈은 아기가 짓는 천사의 미소가 타고난 본능인지, 아니면 엄마의 웃는 모습을 보고 학습한 후천적인 것인지를 확인하기 위해 자기 아이가 태어날 때 아내는 물론 주위 사람들에게 아기를 보고 웃지 말라는 엄명을 내렸다고 한다. 참으로 학자로서의 사명이 투철했던 사람이다.

이 불행한 다윈의 아기는 태어나 55일 지났을 즈음 방긋 웃었다던가. 태아도 엄마 뱃속에서 웃으니까 웃음 그 자체는 본능적인 행위인 것이다.

물론 지금이야 자궁 속 태아의 표정까지 관찰할 수 있는 하이테크 시대이니, 방긋 웃는 태아의 관찰 CG화상도 볼 수가 있다. 그러나 태어나기도 전에 자궁 속까지 들여다보다니, 아기로서는 썩 유쾌한 이야기는 아닐 것이다.

▪ 개도, 원숭이도 모두 웃는다 ▪

'웃는 얼굴'에 원숭이 뇌도 반응한다

기분이 좋을 때 웃음이 나는 것은 다른 동물도 마찬가지인 듯하다. 우리 집에서 키우던 암컷 시바 견 '고로'도 기분이 좋으면 꼭 웃고 있는 것처럼 '킹킹' 하고 소리를 낸다.

한 대학교수가 매일 원숭이에게 먹이를 줄 때마다 반드시 생긋 웃어 보이는 실험을 했다. 그 결과 원숭이 뇌의 어느 부분이 교수의 웃는 얼굴에 반응하는 것으로 밝혀졌다. 그래서 그 부분을 '웃는 표정 뇌'라고 명명했다.

무라카미 박사는 "웃음은 유전적으로 외부로의 작용을 목적으로 프로그램되어 있다"고 말한다. 이 원숭이의 뇌는 그것을 포착했다. "원숭이도 좋아하는 사람의 웃는 표정에 반응한다. 마찬가지로 인간에게도 '웃는 표정 세포'가 틀림없이 있을 것이다. 웃음은 인간의 근원에 있다. 그러므로 '웃음'의 유전자도 머지않아 발견되지 않겠는가"라고 무라카미 박사는 말한다.

"인간이 인간답지 않을 때는, 가면 쓴 얼굴이 된다. '가면얼굴'이라는 정신병에 걸린 사람은 얼굴에 웃음이 사라지고 무표정해진다"라는 아베 박사의 말을 주의 깊게 들어야 한다.

최근 조용한 아기들이 문제가 되고 있다. 아기들이 웃지도 울지도 않는 것이다. 그런데 이 현상은 엄마의 스트레스가 원인이라고 한다. 엄마가 웃지 않고 무표정하기 때문에 그 모습이 아기에게 그대로 전염된 것이다.

유전적으로 웃도록 프로그램되었는 데도 엄마가 웃지 않으니 그 유전자가 억제(off)되어 버린 것이다. 참으로 안타까운 현실이다.

▪ 속박에서 해방되면 암이 치유된다 ▪

감사하는 마음을 갖자 말기암이 완치되었다

마음이나 감정이 유전자의 발현(on)과 억제(off)를 통제한다. 그 발현과 억제가 당뇨병 환자의 혈당치, 암 환자의 NK 활성을 조절한다. 그러니 자신의 마음이나 감정을 통제한다면 당뇨병이고 암이고 제어할 수 있지 않겠는가.

한 남성 위암 환자의 사례를 소개해 보겠다.

그는 자신이 암이라는 사실을 있는 그대로 받아들이고 '반드시 낫겠다'고 마음을 굳게 먹었다. 그리고 여러 건강보조제요법이나 식이요법, 그리고 온천요법을 실천하며 철저한 암 치료에 돌입했다. 아울러 그를 진료했던 아베 박사 역시 꼭 이 환자를 치료하겠다고 단단히 결심했다. 그 결과 놀랍게도 암의 진행이 딱 멈춰버렸다.

여러 치료 효과뿐만 아니라 그들의 적극적인 신념이 바로 NK세포를 크게 활성화시키자 NK병사들이 암세포를 철저히 격파했다.

또 다른 아베 박사의 체험 사례도 있다.

직업이 치과의사인 한 환자가 아베 박사를 찾아왔다. 그는 말기 위암이라는 진단을 받았는데, 담당의사는 더 이상 손쓸 도리가 없다며 치료를 포기했다. 그러나 그는 충격을 딛고 일어나 암을 인정하기로 굳게 마음먹었다.

그는 지금까지 제멋대로 살아온 삶을 반성하고 앞으로는 감사하는 마음으로 살기로 인생관을 180도 싹 바꿨다. 그 결과는 아베 박사의 다음과 같은 말을 통해 알 수 있다.

"그러자 암이 순식간에 작아지더니 없어졌다. 거짓말 같은 진짜 이야기이다.”

‘해탈’의 마음이 난치병, 암을 치료하다

나는 20대 중반에 전국에 걸쳐 신생하는 종교에 관해 취재한 적이 있다. 많은 신자들이 신앙생활을 하는 공통적인 이유로 의사가 포기한 병을 그 종교가 고쳐주었음을 들었다.

“새로운 생명을 주셨다”라고 말하는 그 얼굴은 온화하고 밝아 보였다. 절망 속에 빠져있던 그 사람의 인생이 확 바뀐 것이다. 이것이 바로 ‘해탈(解脫)’이 아니고 뭐겠는가. 해탈이란 속박에서 이탈해 자유로워지는 것이며, 현세의 고뇌에서 해방되어 절대자유의 경지에 이르는 것이다.

앞에서 말한 치과의사는 감사하며 살아가는 ‘해탈’의 경지로 자연치유력의 유전자가 발현되어 NK 활성이 급격히 높아지면서 말기암이 치료된 것이다. 이제까지 과학과 대극 관계에 있던 종교가 사실은 궁극의 과학이었음을 증명할 수 있는 사례다.

▪ 성냄, 탐욕, 어리석음의 3대 번뇌가 문제다 ▪

3대 번뇌 – 성냄, 탐욕, 어리석음

아베 히로유키 박사는 티베트 의학을 예로 든다.

"티베트 의학에서는 대우주와 인간, 즉 마크로코스모스와 마이크로코스모스가 땅, 물, 불, 바람, 하늘 등을 사이에 두고 서로 순환하고 변해가는 모습을 독자적인 진단법으로 진료한다. 그리고 거기에 치우침이 있다면 자연의 힘을 빌려 원래 상태로 회복시키려고 한다. 진단에는 문진(問診), 맥진(脈診), 요진(尿診) 등이 있다." 《살아있다! 그것만으로도 훌륭하다》 아베 히로유키 저

"티베트 의학은 모두 종교의학이다. 의학은 불교를 배우는 사람이 수득해야 할 다섯 가지 학문 중 하나로 자리매김하고 있다." 《살아있다! 그것만으로도 훌륭하다》 아베 히로유키 저

"병의 간접적인 원인은 살아있는 모든 것들이 여러 존재의 본질을 깨닫지 못하는 것, 즉 '무명(無明)'에 있다고 생각한다. 우리 인간이 '무명'이기 때문에 윤회세계를 떠도는 3대 번뇌인 성냄, 탐욕, 어리석음이 생긴다고 한다. 그들은 바로 이 번뇌가 마음의 변화를 낳고 몸의 균형을 무너뜨린다고 믿고 있다." 《살아있다! 그것만으로도 훌륭하다》 아베 히로유키 저

이들 성냄, 탐욕, 어리석음의 3대 번뇌가 좋은 유전자를 억제하고 나쁜 유전자를 발현한다. 이는 무라카미 학설이 밝혔던 진리와 정확히 일

치한다. 또한 세리에 박사의 스트레스 학설에서도 그 메커니즘이 증명되었다.

홀리스틱 의학의 추구

티베트 자치구 칭하이성의 수도, 시닝 시에 있는 아루라 티베트 의학센터를 실제로 방문해서 배워온 아베 히로유키 박사인 만큼 과연 설득력이 있다.

티베트 의학 강의시간에는 천문학도 가르친다고 한다. 태양이나 달의 운행이 인간의 몸이 약동하는 데 어떤 관계가 있는지에 대한 강의 등 인간은 만조일 때 태어나 간조일 때 죽는다와 같은 식으로 천체의 운행과 생명 간의 밀접한 관계를 가르친다.

현대의학이 이제 겨우 주목하기 시작한 '기상의학', '시간의학' 같은 개념이 티베트 의학에서는 고대부터 전해져 온 당연한 내용인 것이다.

여기서 말하는 '기상의학'이란 기후나 기압, 계절 등의 현상이 우리 몸에 미치는 영향을 연구하는 의학이고, '시간의학'은 시간에 따라 시시각각 변하는 몸의 호르몬이나 혈압 외에도 병에 쉽게 걸리는 시간을 연구하는 학문을 뜻한다.

모두 고대의학에서는 중시되어 왔던 학문이 근대의학에서는 '미신'으로 묵살되어 버린 채 현대에 이르렀다. 주술이나 사교와 비슷하다고 근대의학이 경멸해 왔던 티베트 의학이나 고대 전통의학을 현대의학이

배우기 시작하다니, 참으로 아이러니한 이야기다.

아베 박사의 목표는 이러한 티베트 의학의 사고방식까지 포함시킨 통합의료다. 물론 거기에서 일관된 중심은 인간을 심장이나 폐 같은 부품의 집합이 아니라 몸과 마음, 정신, 삶의 방식까지 포함된 전체로 파악해서 치료하는 '홀리스틱 의학(holistic medicine, 전인의료)'이라는 이념이다.

8장

21세기는 웃음이 치료의 중심이 된다

▪ 웃음요법이 널리 퍼지고 있다 ▪

'웃음 치료'에 진지하게 돌입한 미국

이미 미국은 '웃음요법'의 선진국이다. 역시 웃음 치료의 선각자 노먼 커즌스나 패치 아담스를 낳은 나라답다. 이라크에서 수만 명이나 되는 아이들, 노인, 여성을 무차별 학살하는 미국은 굉장히 싫어하지만, 다른 한편으로 유머를 사랑하는 미국 서민들을 나는 매우 좋아한다. 그 사람 좋아 보이게 웃는 표정과 인간적인 미국으로 다시 돌아가고 싶을 정도로 말이다.

어쨌든 미국에서는 정말 진지하게 '웃음'으로 병을 치료하는 병원들이 연이어 생기고 있다. 의료기관이나 의료관계자 대상의 '웃음 프로젝트'도 만들었다. 미국 의학계는 세계 어느 나라보다 앞서서 '웃음의 치료효과'를 연구하고 보급하고 있다. 노먼 커즌스, 패치 아담스 등이 뿌린 씨앗이 전미 각지에서 싹을 틔우기 시작했다.

의료현장에 시도되고 있는 웃음요법

로스앤젤레스의 세이트존스병원이나 굿서머링병원에는 입원실 TV에 코미디 전용 채널이 있다. 그래서 노먼 커즌스가 직접 실천했던 '코미디 감상요법'을 여기서는 누구나 실천 가능하다. 일본으로 말하자면, 요시모토 코미디의 전용 채널인 셈이다. 그렇다면 요시모토흥업도 앞으로 의료 마케팅에 주목해 볼만 하지 않겠는가.

암 치료에도 웃음을 적극적으로 수용했다. 노스캐럴라이나 주에 있는 듀크대학 종합암센터에서는 자원봉사자가 '웃음손수레'를 밀고 각 병실을 방문한다. 손수레 속에는 코미디 영화나 콩트 영상 등 웃음 상품이 가득 쌓여 있다. 말하자면 그들은 '웃음배달부'다.

'웃음방'을 설치한 병원도 생겼다. 여기에는 웃기는 영상, 재미있는 책, 신나는 게임, 퍼즐 등등 다양한 '웃음 장치'가 갖추어져 있다. 텍사스 주 세인트조셉병원 등이 웃음방을 설치했으며 앞으로도 환자 대상의 '웃음방'은 더 늘어날 전망이다.

웃음 관련 연구자, NGO, 트레이너(웃음치료사)의 활동

또 볼티모어 주의 메릴랜드대학 신경행동학자 로버트 프로바인 박사와 같이 웃음을 다면적으로 규명하는 연구자도 늘어나 '웃음과 건강' 또는 '웃음과 의료'와 관련된 논문, 서적도 줄지어 간행되고 있다.

그뿐만 아니라 웃음으로 건강과 평화를 퍼뜨리는 시민단체도 여럿 생겼다. NGO인 '세계 웃음여행(WLT)이 그 대표적 예이다.

'래프터 클럽(Laughter Clue)'이라 불리는 '웃음요법회'도 전미 각지에 꾸준히 생기고 있다. 그곳에 전문 트레이닝을 받은 웃음치료사가 파견되어 웃음이 지닌 건강 메리트를 강의하거나 실천 지도 등을 한다.

이들은 아직 자원봉사적인 활동에 그치지만, 가까운 시일 내에 의사와 동등한 자격을 갖고 실제 의료현장에서도 활약하지 않을까 기대하고 있다.

▪ 웃음으로 몸과 마음을 치유하는 웃음치료사 ▪

'웃음요법'을 의학계가 인정하다

"웃음으로 몸의 긴장을 풀고 치유력을 높인다!"

이를 위해 드디어 일본에서도 '웃음치료사'가 탄생했다. 이들은 웃음으로 자연치유력을 향상시킬 수 있도록 돕고 병의 예방은 물론 치료효과까지 높여주는 활동을 한다.

결국 웃음의 효용을 의료현장에서도 인정했다. 물론 전국 최초다. 이는 메이지 유신 이후 '근대의학'과 함께한 역사 중에 가장 획기적인 일이다. 2005년 가을 '웃음치료사' 1기생들이 탄생했다. 그 수는 총 49명으로 그들은 전국 각지의 의료시설이나 복지시설 등을 방문해 웃음의 고리를 넓혀간다.

"병원에서 많은 관심을 보여 사무국에는 약 900건이나 되는 문의가 쇄도하고 있다."〈아사히신문〉

만담가나 코미디언들을 진심으로 사랑해 마지않는 나로서는 무척 기쁘다. 이 웃음의 고리를 넓혀가는 활동은 치유환경연구회(도쿄 본부)에서 맡고 있다. 명칭이 약간 고지식한 이유는 이곳을 지지하는 의사나 대학교수, 변호사들이 순수하기 때문이리라. 대표로 일을 맡아 보는 사람은 일본의과대학 조교수인 다카야나기 가즈에 의사이다.

웃음을 통해 병이나 장애가 있는 사람들의 몸 상태를 회복시키고 긍정적인 생각을 갖게 할 수 있다면 더할 나위 없다. 그 얼굴에서 웃음이 넘쳐나도록 말이다.

마음 치유에 뒤처진 일본

다카야나기 의사는 해외 병원에서 근무한 경험이 있다. 병원은 원래 환자들이 마음을 치유하고 살아갈 보람을 찾아내야 할 곳인데, 일본 병원은 아직 그렇지 못하다. 그래서 다카야나기 의사의 호소에 많은 동료들이 호응해 주었다.

그 덕에 순식간에 단체가 결성되고 '웃음치료사' 1기생을 모집했다. 신청자들은 전국에서 쇄도했는데 그중에서 서류전형을 통해 선발했다. 최종적으로 선발된 사람들은 의사, 교사, 주부 등 직업도 다양하다. 선정 기준은 '주변 사람을 잘 웃기느냐', '상대의 마음을 잘 읽느냐', '함께 있으면 즐거운 사람인가' 등이다. 그 결과 총 49명이 선정되었으며, 전원 자원봉사자다. 일단 기초지식으로 뇌의 구조, 심리학 등을 수강한 후 전국 각지에서 웃음 전도 활동을 하고 있다.

"교사는 학교, 주부는 이웃 등 생활의 장이 주요 활동 공간이다. 이들이 남들을 웃기는 퍼포먼스를 하는 것은 아니다. 이를테면 병원이나 복지시설에 가서 진찰이나 간병할 때 아무렇지 않게 대화를 나누며 상대가 무심코 '쿡' 하고 웃을 수 있도록 해준다." 〈아사히신문〉

자신이 암 환자이면서 웃음치료사가 된 여성도 있다. 2005년 12월 연구회 모임에서 그 여성은 체험발표를 했다. 항암제의 부작용에 괴로워하다가 유원지에서 마음껏 웃었을 때 상쾌함을 느끼고는 자신에게 웃음 치료법이 남아있음을 깨닫고 기운을 차렸다고 한다. 그것이 웃음치료사로서의 첫걸음을 내딛게 한 계기다.

사이타마 시의 가스야카 쓰요시 씨(64세)도 심신장애자 시설에서 도우미 역할을 하면서 웃음의 치유력을 넓혀가고 있다. 간병노인 복지시설인 '벨홈'에는 웃음의 중심에 가스야카 씨가 있다. 분위기가 밝아지면 몸 전체도 편안해진다. 그것이 즐겁다. 가스야카 씨는 짓궂게 웃으며 말한다.

"남에게 힘을 주고 나도 힘을 얻어요. 여기저기 웃음이라는 좋은 균을 퍼뜨려 모두 감염시켜 버릴 작정이오."

의사회에서 제공하는 방송에서도 웃음 권유

일본의사회에서 제공하는 방송 니혼TV의 〈건강병원〉에서도 웃음의 효용을 인식하며 절찬했다. 시대의 변화를 절실히 느낀다.

"과학적으로 서서히 밝혀지는 웃음의 건강 파워, 그것은 알면 알수록 저도 모르게 웃음이 날 만큼 불가사의한 힘이 넘칩니다. 자, 그러면 여러분도 배에 힘을 딱 주고 한번 웃어볼까요? 왓하하하하!" 니혼TV 〈건강병원〉

치유환경연구회는 웃음치료사를 계속 증원하고 있다. 따라서 앞으로도 새로운 '웃음 치료' 전도사들이 더 많이 탄생할 것이다.

▪ 웃음의 효용에 눈뜬 의사들 ▪

나카시마 의사 – 한 달에 한 번 병원 공연장이나 라디오에 출연

의사이면서 만담 공연까지 하는 사람들이 여러 명 있다. 젊은 여성이라면 "정말?" 하고 꽥 소리를 지르지 않을까? 그들은 의술을 펼치는 한편, 만담가 복장으로 오른손에는 부채를 잡고 한 자리를 차지한다. 단지 특이한 사람이라고 놀라고만 말 일이 아니다.

그들은 바로 21세기 의료의 미래를 내다본 선각자들이다. 거의 만병을 고친다고 해도 좋을 경이로운 웃음의 치료효과에 눈뜬 의사들인 것이다. 필사적으로 살기를 바라는 환자들을 앞에 두고 호기심이나 취미로 만담을 할 리가 없다. 그들은 환자들의 가슴속에서 웃음으로 기적의 불꽃을 붙이고자 한다.

그 가운데 한 명이 바로 나카시마 히데오 의사다. 그는 군마대학 뇌신경외과병원 원장이라는 중직에 있으면서도 동시에 만담가로서 무대에 오르고 있다.

1986년에 그는 10대째인 가쓰라 분지(桂文治) 옹으로부터 초대 가쓰라 젠지(桂前治)라는 예명까지 받았다. 그리고 1988년 병원 개원과 동시에 '병원 공연장'을 열고 한 달에 한 번은 무대에 오르고 있다.

또 그는 군마대학 만담연구회의 OB회 회장이라는 직책도 맡았다. 학생시절부터 만담을 좋아했다는 점은 나와도 같다. 그리고 매주 FM군마에서 '가쓰라 젠지의 재밌는 클리닉'이란 방송에 출연하며 라디오 진행까지 한다. 이렇게 소탈한 의사 선생님이 계속해서 많이 나오기를 기대한다.

이나가키 의사 – 80이 넘은 나이에도 원기왕성하게 활동

이나가키 의사는 80이 넘은 나이에도 의사 · 만담가로서 무대에 올라 관객들에게 많은 웃음을 선사한다. 그는 74세 때 받은 종합건강진단에서 방광암이 발견되어 수술을 받았다.

그 당시에 지었던 다음의 시구에서 그가 얼마나 힘들었을지 짐작이 간다.

"암 선고에 기력은 떨어지고, 그 괴로움에 몸부림치며 늦은 여름밤을 지새우네. 방광암 적출 수술은 끝냈지만, 완치는 아무도 보장할 수 없구나."

그러나 그는 항암제를 거부하고 대체요법으로 마루야마 백신을 쓰며 투병한 지 8년째다. 5년만 살아도 완치라고 했지만 그 기한은 이미 오래 전에 지났고 지금은 혈기왕성하다. 매년 스키를 즐기고 매일 1만보 걷기를 일과로 삼고 있다.

2000년 9월 도쿄 기치죠우지에 있는 '생활교실'에서 처음으로 치매 예방을 위한 만담 '치매의 꽃'을 공연한 이후 지금까지도 그의 만담은 큰 인기를 끌고 있다.

후쿠자와 의사 – 의사이자 프로 만담가

의사이자 프로 만담가인 후쿠자와 라쿠쵸 선생은 한 달에 한 번 '건강과 치유의 만담회'라는 주제로 무대에 오른다. 주로 동맥경화 같은 생활습관병을 소재로 삼은 일종의 '건강 만담'이다. 사람들을 웃기는 코미디인 동시에 건강해지는 만담인 것이다.

학생시절부터 만담을 좋아했던 그는 46세에 다치가와 단시(立川談志) 문하에서 4년간 엄격한 수련을 거치고 우수한 이인자의 자리에 서게 되었다.

이렇게 대단한 실력을 갖추고 웃음과 농담을 주고받으며 건강비결을 전수하다 보니 만담을 듣는 관객의 머리에도 쏙쏙 들어온다. 그가 건강 만담과 고전 만담으로 100화 이상의 소재를 갖고 있다니 정말 대단하다.

그는 전부터 하고 싶었다는 극에도 도전했다. 그리고 낮에는 후쿠자와 클리닉의 원장으로 근무하고 〈일간 겐다이〉에 연재 칼럼 '건강 만담으로 행복하게 살기'를 집필하는 등 여러 방면에서 눈부시게 활약하고 있다.

히구치 스요시 – 암을 극복하고 만담가로 활동

암을 극복하고 만담을 시작한 사람도 있다. 그것은 '암 환자에 의한 암 환자를 위한 만담'이다.

히구치 스요시(樋口强) 씨는 42세에 3년을 살기도 어렵다는 폐암에 걸렸으나 그로부터 10년이 지난 지금까지 기적적으로 살아 있다. 그는 암으로 입원하면서 좋아하던 만담을 들으며 위로받고 용기를 얻었다고 한다.

그는 사회에 복귀하면 사람들을 웃게 하고, 자신도 웃으면서 인생을 살고 싶다는 바람을 이루기 위해 한 해에 한 번 '생명에 감사하는 독연회'를 열고 있다. 연회장은 전국에서 찾아온 암 환자들로 가득하다.

만담의 주된 소재는 자신의 체험을 바탕으로 한 '병원일기'이다. 프로들조차 대단한 수준의 실력이라고 혀를 내두를 정도다. 그 열정적인 드라마는 《생명의 만담》이라는 책으로도 출간되었다.

▪ 환자에게 웃음과 감동을 주는 마술 재활요법 ▪

마술을 활용하여 재활 효과를 높이는 의사

만담으로 환자에게 웃음을 주고 병을 치료하는 것과 마찬가지로 마술을 하는 의사도 있다. 쉽게 말하자면 '의사 · 마술사'다. 후쿠오카 현의 이토병원 원장인 이토 미요시(伊藤實喜)가 그 주인공이다.

어느 날 그는 병원에 웃음이 너무 없다는 사실을 깨달았다. 어두운 분위기 속에서는 나을 환자도 낫지 못한다. 그때 머릿속을 스치는 것이 자신의 취미인 마술이었다. 그가 현란한 마술사 복장을 하고 마술을 하면 환자들은 호기심과 웃음으로 긴장이 풀렸다.

우리 몸이나 마음에 그러한 호기심이나 웃음 등이 재활 효과를 가져다 줄 것이라는 생각에서 만들어낸 참 독특한 마술 재활요법이다. 이 재활요법은 환자들을 밧줄이나 카드를 이용한 마술에 참여시킴으로써 기능회복훈련도 할 수 있다.

그는 또 병원 내에 소극장을 설치해 그곳에서 환자나 그 가족을 상대로 직접 무대에서 마술쇼도 개최했다. 특이하게도 이것은 패치 아담스가 보여준 광대요법과 흡사했다.

더 나아가 이토 의사는 각 병원의 환자들에게 웃음을 선사하기 위해 '일본의료예능학원'까지 창립했다. 여기에서는 클리닉 크라운이나, 크라운 닥터 양성에도 힘쓰고 있다. 그리고 마술을 임상에서 응용할 수 있는 '마술치료사'도 인정을 받았다. 그야말로 일본판 패치 아담스라 할 수 있겠다.

스트레스가 3분의 2로 완화되다

종래의 고지식하고 융통성 없는 의사들에게 괴짜라 불릴 법한 이토 의사의 도전도 의학적인 근거를 토대로 한다.

그는 데이케어(daycare) 이용자를 대상으로 '마술요법'의 의학적 효과도 측정했다. 거기에 사용한 것은 타액 속의 전위(mV)다. 타액은 스트레스를 느끼면 걸쭉한 산화상태(50mV 이상)를 나타내고, 마음이 안정되면 맑은 환원상태(50mV 이하)가 된다.

마술을 보여주기 전의 평균치는 90mV, 그것이 마술을 보고 웃고 즐긴 후에는 평균 60mV라는 수치로 극적으로 떨어지고, 산화상태(스트레스)는 대폭으로 완화되는 것이 입증되었다.

"마술에는 감동과 웃음을 유발해 NK세포를 활성화하고 자율신경의 기능을 높이는 효용이 있다. 그래서 웃음이 질병을 치료하는 명약이라고 확신을 얻을 수 있었다"라고 이토 의사는 말한다.

▪ 오사카 선언 – 모두 밝게 웃으며 건강하게 살자 ▪

오사카 부에서 소책자 《웃음 추천》 발간

“거리 구석구석 웃음이 넘치는 즐거운 고장. 모두가 밝고 건강한 사람들, 웃어서 건강한 사람들…….”

이것은 오사카 부가 세상에 고하는 ‘웃음의 거리 만들기’ 선언의 일부다.

“오사카가 가진 웃음의 힘과 웃음을 활용한 방법으로 세계의 건강에 공헌할 것을 이 자리에서 선언한다.”

이것은 오사카 부가 주최한 심포지엄인 ‘웃음으로 건강하게! 오사카 심포지엄’에서 채택되었다. 그 기상과 열정을 담아 발간된 것이 《웃음 추천》이라는 소책자다. 이 책의 서두에 ‘웃음으로 난치병(암)을 극복하다?’라는 제목으로 노먼 커즌스의 이야기가 다음과 같이 소개되었다.

“연일 유머전집을 읽거나 희극영화나 코미디 영상을 보며 10분간 크게 웃으면 괴로운 고통이 완화되고 2시간 정도는 푹 잠들 수 있었다. …… 십수 년 후인 1980년 이번에는 커즌스에게 심근경색이 찾아왔다. 그는 다시 한 번 웃음을 중심으로 한 긍정적 사고를 가진 끝에, 마침내 심근경색을 극복하고 두 번째 기적을 일으켰다.”

좋아하는 마음이 NK세포(면역력)를 활성화

또한 《웃음 추천》에서는 웃을 때의 마음가짐이나 바람직한 생활태도를 추천하기도 했다. 그 내용을 요약해 보면 다음과 같다.

"NK세포를 활성화하고 면역력을 높이는 방법은 '❶ 마음속 깊이 즐겁게 웃을 것, ❷ 슬플 때는 눈물을 뚝뚝 흘리며 엉엉 울 것, ❸ 편안한 사람에게 고민을 털어놓을 것, ❹ 노래 부르기 등 좋아하는 일을 할 것' 등이다."

여기서 중요한 사실은 좋아하는 일이 아니면 NK세포는 절대 강해지지 않는다는 것이다. 좋고 싫은 감정이 NK세포(면역력)를 좌우한다. 인간이란 참으로 재미있는 존재다. 그리고 멋을 부리는 일도 중요하다고 강조한다. 노인들이 화장(化粧)을 했을 때는 스스로 '예뻐졌다'는 만족감에 면역력이 좋아진다고 한다. 남녀 모두가 거울을 보며 몸가짐에 신경쓰도록 하자.

"힘이 들더라도 늘 웃는 얼굴을 보이자. 그렇게 하면 상대도 자신도 즐거운 마음이 생겨 NK세포가 힘을 얻는다."

《웃는 얼굴이 명약》의 저자 노보리 미키오(昇幹夫) 의사의 말처럼 웃을 일이 없을 때도 웃도록 하자.

사람은 웃기 때문에 행복하다

《웃음 추천》을 보면 프랑스 철학자 알랭의 《행복론》을 인용한 문구도 재밌다.

"우리가 웃는 것은 행복해서가 아니다. 오히려 웃기 때문에 행복하다. 맛있는 음식을 먹는 일이 즐겁듯이 웃는 일이 즐거운 것이다."

그 외에도 웃음이 류머티즘, 혈당치, 스트레스, 아토피에 보이는 효능이나 뇌 또는 유전자에 미치는 영향 등을 그래프를 통해 알기 쉽게 설명하였다. 웃는 표정을 만드는 '웃음근육 체조'나 '얼굴 가위바위보' 소개도 흥미롭다.

그도 그럴 것이 무라카미 박사를 비롯해 일본에서 웃음 연구를 한 선구자들이 《웃음 추천》의 제작에 참여했기 때문이다. 이 소책자는 두께는 얇지만 내용은 아주 알차다. 여러분들에게 '웃음의 입문서'로서 추천한다.

▪ 대학에 '웃음학' 강좌가 개설되다 ▪

유일하게 '웃음학 강좌'가 있는 대학

"웃음이 새로운 학문을 여는 걸까? 2001년부터 데이쿄헤이세이(帝京平成)대학에서 '웃음학' 교육과정이 새로 편성되었다. …… 대학교육의 장에서 진지하게 '웃음 연구'를 실시해온 자세는 다른 대학도 본받아야 한다." 〈도쿄신문〉

데이쿄헤이세이대학의 사와다 타카하루(澤田隆治) 교수는 왕년에 TV 희극방송에서 인기를 끌었던 최고의 코미디언이다. 그가 교수로 몸담은 데이쿄헤이세이대학에는 '웃음학' 강좌가 있다. 이는 아마도 일본 대학에서는 유일한 최초의 교육과정이 아닐까 싶다.

이 '웃음학 강좌'를 처음으로 시작한 이가라시 마사코(五十嵐雅子) 조교수는 이렇게 말한다.

"웃음을 제대로 공부해 환자들에게 더 많이 즐거운 기분이나 삶의 기쁨을 안겨주고 싶어 싱글벙글거리는 학생들이 많아서 오히려 우리 쪽이 치료받는 기분이다. 교실은 웃음 테크닉을 배우고 싶은 학생들로 넘쳐나고 있다."

독특한 '웃음 강좌'의 성적 랭크

"지금 필요한 것은 고령자를 친절하게 배려하는 의료종사자를 길러내는 일이다. 웃음은 그들을 위한 중요한 키워드다"라고 사와다 타카하루 교수는 말한다.

다케모토 고죠(竹本浩三) 조교수는 대학도 새로운 방향을 모색해 '웃음'을 의료기술의 장치로 어필할 필요가 있다고 강조한다. 그는 요시모토흥업에 입사해 요시모토 신희극의 작가 및 연출의 기초를 만든 특이한 사람이다. 지금도 일본 간사이 지방을 중심으로 텔레비전, 라디오, 무대에서 활약 중인 그야말로 웃음의 프로다.

이러한 일본 굴지의 웃음 전문가들이 이 대학에서 간호(개호)를 배우는 학생들에게 '웃음 기술'을 가르치고 있는 것이다. 의료나 개호나 사람을 치료한다는 점에서는 다를 바가 없다. "학생들이 개호나 간호를 하고 싶어하는 이유는, 아픈 사람들을 웃게 하고 즐거움을 선사함으로써 자신도 즐거움을 얻고 만족할 수 있기 때문이다. 이런 학생들에게 박수를 보내고 싶다"라고 다케모토 조교수는 학생들을 격려한다.

사람들이 폭소를 터뜨리면 '웃음학 박사'로 인정

한편 사와다 교수는 '웃음 강좌'와 관련해 웃음 치료 전문가에게 새로운 자격을 인정하자고 제안한다.

"이 학교에서 '웃음 전문 치료사'라는 자격제도를 만드는 건 어떻겠는가? 짤막한 유머를 세 개 말하면 'C'를 준다거나, 또는 'A'인 사람에게는 공개강좌에서 발표를 시켜 사람들을 크게 웃기면 일정기간 요시모토흥업의 공연에 출연시키거나 하는 식으로……."

사와다 교수의 제안에 이가라시 조교수도 "이른바 '웃음학 박사'라는 자격으로 자신감을 갖고 환자 앞에서 웃음을 끌어낸다는 것은 좋은 생각이다"라고 호응한다.

새로운 캠퍼스가 지어지다

2008년에는 이케부쿠로에 4,000~5,000명의 학생이 수용 가능한 캠퍼스가 완공될 예정이다. 거기에는 1,000개의 좌석이 들어선 '희극 극장'도 지어져 '웃음학'의 실습장으로 활용될 것이다.

지금 대학에서 배우는 내용은 목욕탕 속에서 끼는 방귀만큼이나 도움이 되지 않는다. 데이교헤이세이대학과 같은 철저한 선구자적 실학 교육이야말로 오늘날과 같은 저출산 시대에서 대학이 살아남을 방법이지 않을까.

▪ '만담 간호사'의 양성 ▪

웃음의 본고장 오사카에서 '만담 간호사' 양성

"환자나 그 가족들을 웃게 하는 '만담 간호사'의 양성에 오사카 부가 발벗고 나섰다. 세상에 별 일이 다 있다고 비웃지 말기 바란다. 면역력을 높이는 데 웃음이 얼마나 큰 도움이 되는지 과학적으로도 증명된 사실이다. 의사의 찌푸린 상과 환자의 우는 상이 만연한 심각한 의료현장에 과연 '웃음'이 들어올 여지는 있을까?" 〈도쿄신문〉

인재 양성이 시작된 '만담 간호사'는 공적 자격이다. 앞서 나온 '웃음 치료사'가 자원봉사자인 것에 비해 이쪽은 프로 치료사라 할 수 있다. 과연 '웃음의 도시'답다.

오사카 부(생활문화부)는 2005년도부터 정식으로 발족해 첫해 예산으로 300만 엔을 책정했다. 그리고 간호사가 환자나 그 가족과의 일상적인 의사소통에 '웃음'을 활용할 수 있는 실습용 프로그램을 1년에 걸쳐 제작하면서 사업은 본격화되었다.

또 오사카 부립 '가미가타연예자료관'에서 웃음의 의학적인 효용에 대해 연구기관이 데이터를 수집할 수 있는 연예모임의 정기적인 개최와 전문가들의 결집도 계획 중에 있다.

"미국에서 영화로도 제작된 패치 아담스 의사가 나타나면서 어릿광대 역할로 환자의 마음을 풀어주는 치료의 중요성이 널리 퍼졌다"라며 부립 모자보험종합의료센터의 가와이 아키히코(河敬世) 진료국장도 적극적이다.

갈림길에 선 서양의학

무라카미 박사도 '만담 간호사'에 호의적이다.

"서양의학은 지금 갈림길에 있다. 치료 못하는 병이 존재하고 의료비는 늘어만 간다. 부작용을 생각하면 가능한 한 약은 먹지 않는 편이 낫다. 오늘날의 의료는 즐겁지 않다. 의료비의 삭감이라는 측면에서도 웃음의 효용 연구에는 의미가 있다." 〈도쿄신문〉

오사카는 '웃음 치료'로 일본에서 최첨단을 달리고 있다. 이에 비해 중앙정부는 그보다 뒤처져 있다. 의료 이권에 목을 맨 정치가나 후생노동족(일본에서 의료 관련 이권을 대변하는 정치인을 지칭하는 말) 입장에서는 기껏 '웃음'으로 병이 나아서는 곤란하다. 그리고 자민당의 큰 지지기반인 일본의사회나 제약업체도 같은 입장이다. 아마 그들을 거대 스폰서로 하는 언론도 마찬가지리라.

그 때문에 '웃음 치료'의 선구자인 노먼 커즌스나 패치 아담스와 관련된 보도는 전무에 가깝다. 그들은 불치병이나 투병 드라마는 미친 듯이 좋아하지만, 약 없이 '웃음'으로 병이 낫는다는 스토리나 주인공은 난감해 한다. 스폰서인 제약회사에 폐를 끼치기 때문이다. 그래서 특기인 '자주적 규제 모드'가 작동한다.

따라서 국민은 시간이 아무리 흘러도 노먼 커즌스나 패치 아담스가 누군지도 모르고, 자신의 '웃음'이 가진 기적의 효용도 깨닫지 못한 채 암 환자들은 컨베이어 벨트에 태워져 3대 요법의 '도살장'으로 끌려간다.

두 가지 국가자격으로 우물쭈물하고 있는 정부

2005년 2월 16일 자민, 공명, 민주 3당은 '치료심리사를 국가 공인하는 법안'에 합의했다. 정부도 이제 마음이 치료에 큰 영향을 미치는 사실을 인정하지 않을 수 없게 된 것이다.

현재 의료현장에서 심리요법이나 심리판정에 관여하고 있는 의료 직원은 전국에 4,000~5,000명 정도다. 그들은 협회 인정의 '임상심리사'(인정자 약 1만 2,000명)로 자격은 있어도 공적인 국가자격은 부여받지 못했었다. 그와 관련해 나는 일찍이 저서 《항암제로 살해당하다》에 이렇게 썼었다.

"네덜란드같이 임상 광대(만담 간호사) 같은 자격도 인정해야 한다. 침울하고 딱딱한 치료는 환자가 먼저 거부하고 싶다."

그러나 여기서도 족의원(일본에서 업계의 이익을 대변하는 의원을 흔히 일컫는 말)과 종적인 행정이 장애가 되고 있다.

후생노동족이 '치료심리사'를 국가자격으로 추진하고 있으며, 다른 한편에서는 문교족(일본에서 교육 관련 업계의 이익을 대변하는 정치인을 지칭하는 말)에서 '임상심리사'를 국가자격으로 추진 중이다. 다시 말해 심리 카운슬러에 국가자격이 두 개나 존재하게 생겼다.

"후생노동족의 초당파 의원은 '치료심리사'(가칭)의 법안 작성을 추진하고 있으며, 문교족의 의원연맹에서도 급하게 '임상심리사'의 국가공인화를 목표로 2005년 4월 19일 발족했다. 그러나 심리상담을 받을 사람 입장에서는 비슷한 자격이 두 개나 생기면 혼란스럽다." 〈도쿄신문〉

이 족의원들의 줄다리기가 바로 코미디 콩트가 아니고 뭐겠는가. 의원 간담회의 간사를 맡은 전 문과성의 가와무라 다케오(川村建夫) 의원도 양 틈바구니에서 어찌할 바를 모른다. 자격이 두 개면 헷갈린다는 불평에 하나로 통일할 수 있도록 진지하게 검토하겠다고 말했다.

일본에서 국가 공인 '웃음치료사'가 탄생하기엔 아직 갈 길이 먼 듯하다.

▪ 클리닉 크라운 – 네덜란드의 웃음치료사 ▪

네덜란드에서 활약하는 임상 광대

입원한 어린이들과 노인들을 웃음으로 위로한다. 웃는 표정이 떠오른다. 웃음이 터진다. 이런 병원이 있다면 정말 고통스런 병도 씻은 듯이 나을 것만 같다.

네덜란드에는 이미 이러한 웃음치료사가 있다. 클리닉 크라운(Clinic Clown), 이른바 임상 광대다. 이 병원 전속 개그맨은 우스꽝스러운 몸짓으로 웃음을 퍼뜨린다.

이들을 양성하는 클리닉 크라운 재단은 국민 기부로 유지되고 있다. 영화에서 패치 아담스는 어릿광대 모습을 연출해 병실의 어린이들에게 웃음을 주었는데, 진짜로 그런 임상 광대들이 존재한다는 사실은 놀랍기만 하다.

네덜란드의 클리닉 크라운 일행은 2004년에 일본을 방문한 적이 있다. 오사카 부의 네덜란드 총영사관의 초대로 일본을 방문해 오사카, 나고야 등에 있는 병원을 돌며 입원 환자들의 웃음을 끌어냈다.

나고야의 한 병원에서는 감동적인 광경에 사람들이 숨을 죽였다. 6개월 동안 실어증에 걸렸던 아이가 클리닉 크라운 일행과 헤어지던 날, "……고마워요"하고 중얼거렸던 것이다. 그때를 떠올리면 지금도 눈물이 난다. 〈패치 아담스〉 영화의 감동을 다시금 느꼈다.

패치 아담스, 그가 바로 이들 임상 광대들의 아버지다. 아담스 의사도 2004년 8월 일본을 방문했다. 나가노 현 등에서 그곳 고등학생들과 웃음의 교류를 나눴다. 화려한 옷을 입은 아담스의 모습이 정말이지 유쾌했다.

재단이 양성, 고용해 110여 개 병원에 파견

일본에서도 광대로 변한 자원봉사자들이 조금씩, 조용히 활동을 전개하고 있다.

"입원 환자나 그 가족 혹은 재해를 입은 지역의 사람 등 심신의 병으로 힘든 날을 보내는 사람들을 광대가 방문해 웃음을 주고 즐거운 시간을 보내며 행복감과 심신의 건강을 고양시키는 활동을 한다." 오사카 부 소책자 《웃음 추천》

단, 그들은 다양한 표정을 지닌 동시에 아이들의 심리 및 발달, 보건위생, 윤리규정, 병원규칙, 자기감정 제어법 등의 전문 교육을 받은 전문가여야 된다.

네덜란드의 클리닉 크라운 재단은 임상 광대들을 양성할 뿐만 아니라 고용까지 확실하게 책임지고 있다. 그리고 웃음의 프로들을 네덜란드 국내의 소아병동이 있는 약 110여 병원에 정기적으로 파견해 아이들의 마음을 보살피고 있다고 한다.

웃음을 향한 꿈을 이곳에서 살리자

일본에서는 이제 막 활동이 시작되었다. 그것은 먼저 '웃음의 도시' 오사카에서 목소리를 높였다. 네덜란드 클리닉 크라운 재단의 협력을 얻어 2005년 일본 클리닉 크라운 협회(NPO법인)가 발족됐다.

지금은 젊은 사람들을 중심으로 엄청난 코미디 붐이 일고 있다. 그에 따라 큰 인기를 끄는 코미디 방송 때문에 코미디언을 꿈꾸는 젊은이들도 많다.

그러나 요시모토 무대나 텔레비전의 코미디 방송만이 여러분들의 무대는 아니다. 진정으로 웃음을 찾는 사람들은 병원 침대 위나 노인 요양원의 조용한 방구석에 있다. 여러분이 가진 웃음을 향한 꿈은 이곳에서 진정한 생명의 불꽃을 피울 수 있을 것이다.

▪ '웃음 효과'가 있는 얼굴 근육 운동 ▪

웃음근육 체조를 하는 뇌는 '웃고 있다'고 해석한다

웃음과 마찬가지 효과를 얻을 수 있는 운동이 있다. 쓰쿠바대학의 하야시 게이코 조교수가 권하는 '웃음근육 체조'는 다음과 같다.

1. 양 손바닥을 서로 문질러 따뜻하게 만든다.

2. 얼굴을 감싸 근육을 푼다.

3. 집게손가락과 엄지손가락으로 양볼을 둥글게 잡는다. "아, 맛있다!"라고 말하면서 문어빵 상태인 뺨 근육을 밖으로 빙글빙글 돌린다. 그 다음에는 안으로 돌린다.

웃음근육 체조 – 얼굴 근육만 움직여도 웃을 때와 동일한 효과가 있다

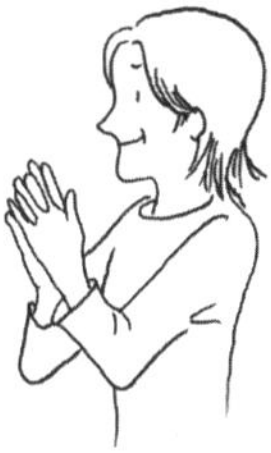

① 양 손바닥을 서로 문질러 따뜻하게 만든다.

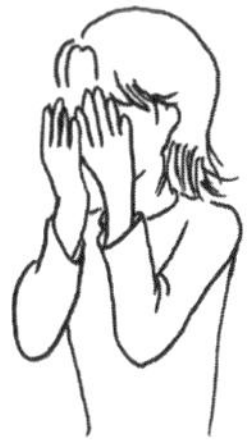

② 얼굴을 감싸 근육을 푼다.

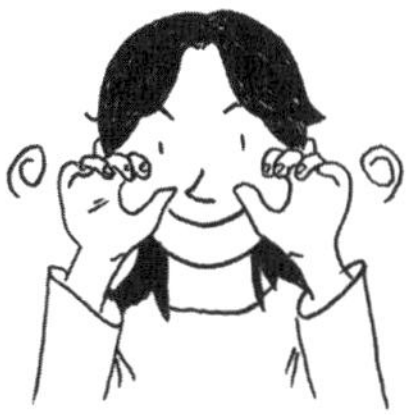

③ 집게손가락과 엄지손가락으로 양볼을 둥글게 잡고 뺨 근육을 밖으로 빙글빙글 돌린다. 그 다음에는 안으로 돌린다.

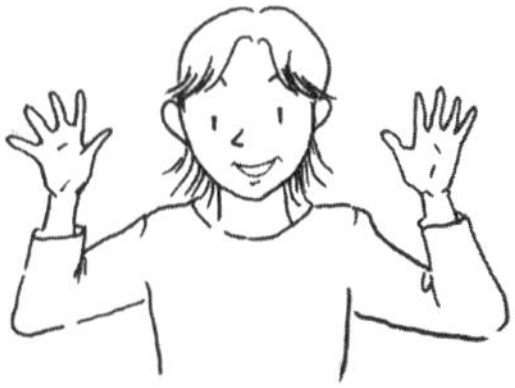

④ 볼에서 양손을 떼며 '핫'하고 눈과 입을 크게 벌린다. 이때 볼 근육의 움직임을 느껴본다.

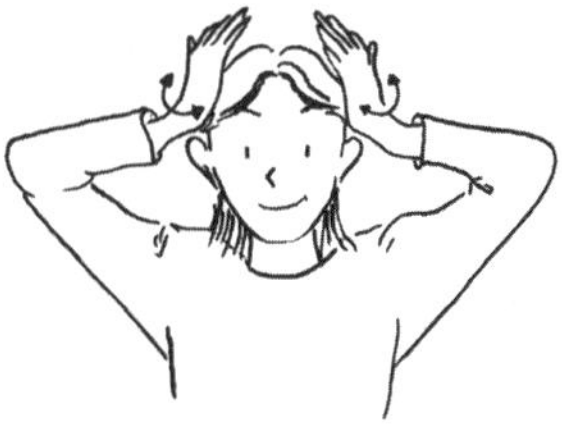

⑤ 이마를 양옆으로 당기며 "좋은 얼굴!"하고 말한다. 눈, 뺨, 입, 귀 순서로 이어서 한다. 마무리로 손목 부위를 이용해 머리부터 관자놀이, 귀 뒤, 정수리, 머리 가장자리 등을 마사지해 주면 기분이 좋아진다.

＊ 자료 : 《웃음에서 솟는 힘》 하야시 게이코 저

4. 볼에서 양손을 떼어 쫙 펼치며 '핫'하고 눈과 입을 크게 벌린다. 그 얼굴이 우스꽝스러워 웃음이 터진다. 어이없는 모습에 너무 웃다 넘어지는 사람까지 있다.
5. 이마를 양옆으로 당겨 "좋은 얼굴!"하고 말한다. 눈, 뺨, 입, 귀 순서로 잡아당기는 순간에 "좋은 얼굴!"하고 힘차게 외친다. 그러면 사람들은 자신의 모습이 바보같아서 웃지 않을 수 없다.

이 웃음근육 체조 역시 웃음과 마찬가지로 혈당치 억제 효과가 확인되었다. 그 메커니즘은 아직 연구 중이라고 한다.

하야시 조교수의 가설에 따르면, 협근과 눈 주변의 안륜근은 직접 뇌신경과 연결되어 있기 때문에 웃었을 때와 동일한 상황이 뇌 속에서 만들어지고 있다고 한다. 즉, 파안대소의 움직임을 얼굴 근육으로 직접 조작하면 뇌는 웃고 있는 것으로 착각해 웃음의 생리반응을 일으킨다. 가짜로 웃어도 똑같은 효과가 있다고 증명한 이타미 의사의 연구와도 통한다.

▪ 웃음을 적용시킨 전신 스마일 체조 5가지 ▪

배로 웃어 우리 몸을 많이 움직인다

어느 건물 2층에서 떠들썩한 남녀의 목소리가 들린다. 그 2층의 벽면에는 큰 거울이 걸려 있다. 그곳에서 수십 명의 남녀가 배를 부여잡고 웃으며 몸 전체를 흔들고 있다. 양손을 휘두르고 몸을 흔들며 큰소리로 웃는다.

이는 전신으로 웃기 위한 체조다. 간바라 다이조(神原泰三) 씨는 휴먼헬스 연구회 대표로 웃음학회 회원이다. 그는 웃음을 적용시킨 독자적인 건강법을 제창하고 실천해 주목받았다. 겉보기에는 40대 중반으로 보이고 눈가가 온화하다. 그의 독자적인 스마일 체조에는 5가지가 있다고 한다.

먼저 '앗핫하 체조'를 배워 보자.

1. 발을 벌리고 선다.

2. 엄지손가락을 벌리고 배 앞에 자세를 잡는다.

3. "하아-"하고 소리를 내면서 양손을 벌려 허리에 댄다.

4. "앗!"하고 천장을 향해 발성한다.

5. "핫핫하"하고 뒤로 젖힌 등과 양손을 앞으로 되돌리면서 웃는다.

이상의 1에서 5의 동작을 반복한다. 이 체조를 보면서 교겐(일본 전통 예능의 한 가지로, 대사와 몸짓으로 하는 희극)'이 떠올랐다. 교겐은 일본 고대부터 전해지는 희극으로 그 동작과 흡사하다. 교겐 무대에서도 "하아– 앗핫핫하"를 반복하기 때문이다.

다음은 '잇힛히 체조'이다. 이 체조는 에너지를 주기 때문에 기운이 없을 때 추천한다.

1. 양손의 엄지손가락을 세워 배에 갖다댄다.
2. 허리띠를 꽉 죄듯이 양손을 펴고 허리, 허벅지를 조른다.
3. "히잇, 잇, 힛" 하고 웃으면서, 양손을 벌리고 위를 향해 몸을 젖힌다.

이상의 1에서 3의 동작을 반복한다.

'엣헷헤 체조'는 허리에 한 손을 대고 다른 한 손을 머리 위에 올린 다음 "에–엣 헷헤" 하고 웃으면서 몸을 옆으로 넘어뜨린다. 이 동작을 반복한다.

'옷홋호 체조'는 양 손바닥으로 사물을 퍼올리는 동작을 하면서 몸을 뒤로 젖혀 "오–옷 홋호" 하고 웃는다. 이것 역시 반복한다.

'웃훗후 체조'는 양 손바닥을 바깥으로 향해 벌리고 "우–웃 훗후" 하고 반복한다.

이 5가지 체조는 각각 효과가 다르다고 한다. 저마다 기의 흐름인 '경락'을 자극해 모든 에너지가 흐르게 된다고 한다. 자신의 껍질을 깨는데 최적의 체조다. 더욱이 웃음은 횡격막을 상하 운동시켜 복식호흡이 되기 때문에 운동효과도 있다.

▪ 노래에도 훌륭한 치료 효과가 있다 ▪

일명 '노래방 요법'의 효과

말기암 환자가 5년을 살 수 있는 확률이 50% 이상이라는 기적의 치유율을 자랑하는 중국 '상하이 암학교'에서는 첫째로 웃고, 둘째로 노래하라고 가르친다.

웃음과 노래는 공통점이 많다. 일단 배로 소리를 낸다. 즐거운 노래를 하다 보면 웃는 얼굴이 된다. 노래하는 것은 자기해방이다. 그러므로 스트레스에서 해방된다.

노래방에서 마이크를 잡고 있는 사람은 참 행복해 보인다. 자신의 세계에 빠져있기 때문이다. 그래서 좋다. 요즘 의학박사인 슈토 히로시가 쓴 《'엔카요법'으로 젊어지자》라는 책이 주목을 받고 있다. 슈토 박사는 독특한 엔카요법 실천자로 일본TV의 방송에서 '노래방 닥터'로 유명하다. 이러한 자유분방한 의사들이 너무 좋다.

슈토 박사는 그 책에 자신이 직접 실증한 젊어지는 비법을 모두 공개했다. 그리고 전문적인 의학 정보는 이해하기 쉽게 그림으로 설명했다. 노래방에선 누구나 기분이 좋아지지만 그것을 의학적으로 실증했다는 점이 놀랍다. 이렇게 노먼 커즌스의 웃음요법에 필적할 만한 가창요법을 주목할 뿐 아니라 반드시 실천해야 한다고 생각한다.

슈토 히로시 박사가 직접 입증한 12가지의 '건강 노래방' 효과는 다음과 같다.

1. 면역력 상승(이것은 '노화방지' 효과까지)

2. 스트레스 발산(정신안정 효과)

3. 운동 효과(복식발성으로 다이어트 효과까지)

4. 혈액순환 촉진(혈압안정 효과 등)

5. 노래 실력 향상(웃는 실력까지 향상)

6. 행복호르몬 효과(베타 엔도르핀 분비)

7. 여성호르몬 안정 효과(여자답고 매력적으로)

8. 뇌에 알파파(파동 효과)

9. 내장 활성(모든 장기 쾌조)

10. 음악요법(더 많은 표현요법 효과)

11. 정보 교환(교류 효과)

12. 가족 간의 교류(깊어지는 연대감)

노래방을 좋아하는 아줌마, 아저씨들 중에는 혈기왕성한 사람들이 많다. 이들이 바로 가창요법의 효과 그 자체다. 내키지 않는 병원에서 무뚝뚝한 의사에게 치료받기보다 노래방에서 친구들과 왁자지껄 신나게 노는 편이 훨씬 즐겁다.

물론 의학적 효과도 엄청나다. 병에 걸려 우물쭈물 머뭇머뭇 병원에 가서 무서운 치료를 받을 정도라면 차라리 노래방에 몰려가 가장 자신 있는 노래를 불러대는 것이 의학적으로도 훨씬 올바르다.

▪ 웃음학회에서 발표한 암 극복 사례 ▪

시원하게 웃고 암을 치료하자

일본 웃음학회는 의료와 평화를 위한 최고의 학회이다.

"1993년 7월 9일 웃음은 학문이라고 생각하는 기묘한 양반들이 모여 시작한 웃음학회도 10주년을 맞이했다."

이 모임 부회장인 노보리 미키오(昇幹夫) 씨는 이렇게 말한다.

"회원은 전국에 1,000명을 넘어섰고 지부도 14개나 되는 큰 모임으로 성장했다. 시대는 점점 불투명하고 점차 자신감을 상실해가고 있다. 그럴수록 경기대책보다는 건강대책, 즉 웃음이 더욱더 필요하다."

기관지 〈웃음학 연구〉(No.10)의 머리글에 있는 에세이는 '시원하게 웃고 암을 치료하자'는 제목으로 이렇게 써내려갔다.

웃음으로 차 끓이는 웃음학회의 심벌마크

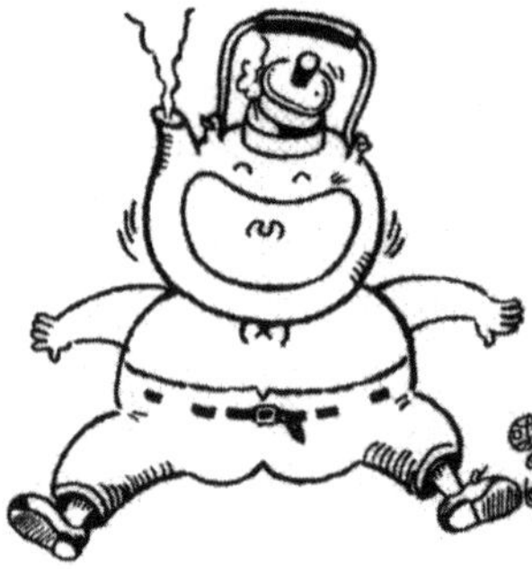

"암 검진 결과는 어땠는가? 정기검진 결과를 편안한 마음으로 들으러 갔다가 안 좋다는 말을 듣는 순간 비실거리며 주저앉고 마는 경우가 있다. 조금 전까지 내 몸엔 아무런 변화도 없었는데, 도대체 뭐가 달라진 걸까? 마음이 아프다, 그것이 병이 가진 뜻이다. 그래서 마음이 설레면 몸도 기운이 생기는 것이다. ······행, 불행은 따로 있는 것이 아니라 그렇게 생각하는 자신의 마음만이 있을 뿐이다."

124명의 기적 – 말기암을 극복하다

2003년 4월 19일~20일, 도쿄 도 초후 시에서 감동적인 이벤트 하나가 열렸다. 말기암을 극복한 124명이 1,200명의 암 투병자들에게 전하는 '1,100명 집회'로, NPO법인 암환자학연구소에서 주최했다.

직접 암에 걸린 경험이 있는 전 NHK 디렉터 가와다케 후미오 씨가 호소하고 나섰다. 13년 전에 신장암으로 수술을 받고 다시금 회복한 그는 암환자학연구소를 열고 전국의 암으로 고생하는 환자와 그 가족들을 돕고 위로하기 위해 밤낮으로 분투하여 왔다. 이 집회는 그 염원을 대결집한 행사였다.

이 '1,100명 집회'는 전국에서 여비, 숙박비는 물론 보수조차 없는데도 달려와 준 암을 극복한 사람들의 열의, 성의에 압도되었다. 그 체험들은 다음과 같다.

- 두세 가지 암에 걸렸지만 이겨냈다.
- 암이 간으로 전이되어 3개월이 남았다고 했는데 6개월 후 암이 사라졌다.
- 흉수, 복수가 찬 말기 난소암으로 심장 정지, 10시간의 의식불명에서 깨어난 지 13년이 흘렀다.
- 암센터에서 3년 살 확률이 1%라고 선고받았던 폐암이 완치된 지 8년이 지났다.
- 스킬스성 위암으로 병원에서 나올 수 없다는 말을 들었지만 벌써 19년째 살고 있다.

이와 같이 체험사례의 주인공은 대부분 의사가 포기했던 말기암 환자들이다. 말기암을 극복한 124명이 차례로 무대에 올라 '기적의 체험'을 발표했다.

암은 낫는다

웃음학회 부회장인 노보리 씨는 이렇게 말한다.

"그러고 보면 말기암이 불치병이라는 말은 잘못되었다. 그렇다고 수술, 항암제, 방사선이라는 3대 요법만으로는 치료되지 않는다. 나쁜 생활습관과 몸에 좋지 않는 식사습관을 고치고, 불치병이라는 편견과 침울한 마음을 개선한다면 여러분도 이렇게 좋아질 수 있다. …… 발병 전과 크게 달라진 점은 모두가 평범한 일상이 얼마나 고마운 일인지 크게 깨닫게 되었다는 것이다. 그리고 적극적으로 많이 웃으며 생활하고 또 밝고 긍정적으로 생활하게 된다. 그래서 암에게 고맙다고 말하는 분들도 있다. 암을 극복한 지금 이분들은 암에 걸리기 전보다 훨씬 여유롭고 행복한 인생을 보내고 있다."

평생을 고민하며 사느냐, 웃으며 사느냐

웃음학회 창설자는 이렇게 말한다.

"평생을 끙끙대며 고민하며 살 것인가? 아니면 평생 신나게 웃으며 보낼 것인가? 어차피 결과가 같다면 꽃을 사랑하고 풍경을 감상하며 천천히 여유롭게 인생을 즐기는 게 어떨까? 지금은 3명 중 1명꼴로 암에 걸리는 시대이다. 오늘은 당신, 내일은 당장이라도 내가 걸릴지도 모른다. 그러니 즐겁게 웃자! 즐겁게 웃으면 암은 물론 또 다른 미래의 병도 문제없을 것이다."

그리고 유머 넘치는 제안으로 마무리 짓는다.

"원래 암이라는 병명은 음의 울림이 좋지 않다. 암을 암이라 부르지 말고 '폰'이라 부르면 어떨까? 국립폰 연구, 간폰, 유방폰……. 어떤가? 무서운 느낌이 드는가? 웃는 당신의 얼굴은 멋지다. 당신의 웃는 얼굴이 어느 무엇보다 명약이다. 아침부터 밤까지 즐겁게 웃자!"

많은 연구자와 의사도 참가

나도 웃음을 터뜨렸다. 놀랍게도 이 '웃음학회'에 참가하는 의사와 연구자들의 수가 많이 늘었다. 무라카미 가즈오 교수를 비롯해 이타미 지로 의사, 기마타 하지메 의사 등등 웃음과 치료 연구자의 대부분이 '웃음학회'를 높이 평가하며 지원하고 있다.

웃음학회 회장은 간사이학원대학 이노우에 히로시(井上宏) 교수이다. 이노우에 회장도 저서 《웃음이 마음을 치유하고 병을 고친다》에서 이렇게 호소한다.

"스트레스도 불경기도 시원한 웃음으로 떨쳐버리자! 면역력을 높여주고 난치병까지 고치는 웃음의 힘! 웃음은 인간의 몸과 마음에 원기를 북돋우고 사회의 독소까지 정화시켜 준다."

나도 늦게나마 웃음학회 회원으로 참가하기로 했다. 많은 사람들이 참가하여 웃음의 고리가 널리 퍼진다면 인류 최대의 불행인 전쟁을 지상에서 없앨 수도 있을 것이다.

▪ 유쾌한 미국 시민그룹 'WLT(세계 웃음여행)' ▪

웃음을 퍼뜨리는 시민단체

지금까지 두 차례에 걸쳐 미국 시민그룹을 현지에서 취재했다. 이 나라에는 풀뿌리(grass roots)라 불리는 각양각색의 운동이 있다. 소비자운동에서 환경보호, 원자력 발전소 반대, 유기농업, 채식주의 등등 놀랄 만큼 활동 내용도 다채롭다.

이들이 풀뿌리 민주주의(grass roots democracy, 참여 민주주의)이자 미국의 저력이다. 그중에서도 'WLT(World Laughter Tour : 세계 웃음여행)'이라는 색다른 시민단체가 관심을 모으고 있다. 이 단체의 목적은 '웃음의 효용'을 암 환자나 다른 건강지원 단체에 널리 알리는 것이다.

WLT 홈페이지를 들어가면 초기화면에서 "쾌활한 마음은 약과 같다"라는 속담을 소개한다. 그리고 노먼 커즌스의 지론인 "웃음은 대표적인 긍정적인 정서다. 많이 웃고 항상 긍정적으로 살면 패닉, 우울, 절망 상태를 예방할 수 있다. 우리 모두의 내부에는 '의사'가 있다"라고 말한다. 또 "웃을 수 있을 때는 몇 시간이고 웃어도 좋다. 웃음은 비싸지 않은 명약이므로!"라는 바이런 경의 명언도 소개한다.

WLT의 다양한 활동

다음은 WLT 홈페이지에 소개되어 있는 그들의 활동 내용이다.

다른 지원 단체와의 협력 : WLT는 웃음요법 지도자의 기술을 향상시킨다. 그리고 '웃음동호회' 등을 지도하고 지원 그룹에의 참여자, 환자, 그 친구, 가족에게 웃음요법 프로그램을 제공한다. 프로그램은 '웃음의 힘'으로 정신과 신체 간에 복합적인 치료능력을 가져다준다. 한편 인생을 적극적으로 즐기는 기술(기법) 프로그램도 제공한다.

만약 여러분이나 아는 사람이 다양한 질병의 지원 그룹 멤버였다면, 마음에 꼭 새기기 바란다. 암, 심장병, 당뇨병, 관절염, 낭창, 기타 환자를 살리는 것은 다름 아닌 태도와 감정이다. 그것은 병을 극복하고 치유하고 회복시키는 힘의 일부이다. 우리에게 연락하면 '웃음의 치유 프로그램'이 어떻게 도움이 되는지 알려줄 것이다.

웃음요법 지도자의 파견 : WLT는 전미 지역과 캐나다에 웃음요법 지도자를 파견한다. 그들은 각 지역 웃음동호회에서 웃음의 치료효과에 대해 지도하고 지원 그룹의 토론도 코치한다. 이들 파견지도자의 훈련은 필요한 지식, 기능, 가치를 갖춘 자원봉사자가 실시한다. 훈련 프로그램은 지원 단체의 환경에 맞춰 효과를 발휘하도록 설정된다.

웃음 치료 프로그램 : 수많은 목적이 있다. 우선 참가자 간의 연대를 강화시켜 준다. 그리고 참가자들은 정서, 태도, 웃음, 유머가 인생이 끝나는 날까지 치료효과를 유지하고 높여준다고 배운다.

의학 조언자 : 웃음 치료 프로그램의 의학적 조언자는 샌디에이고 암센터의 S. 에이저버크 박사가 담당한다. S. 에이저버크 박사는 웃음이

암에 미치는 효과에 대해 독자적인 생각을 갖고 있다.

WLT 홈페이지의 후기에는 다음과 같이 적혀 있다.

"WLT는 여러분의 관심, 지원, 기부, 협력을 언제든지 환영한다. 그것은 웃음과 함께 살아가는 것이며, 사랑과 평화, 건강과 치유를 널리 퍼뜨리는 일이다. 모든 사람들에게 웃음을!"

프로젝트 대표자는 R. 트리버 아줌마고, 대표는 S. 윌슨 아저씨다. 이 사회의장인 단어도 Chairman(의장)이 아니라 Cheerman(쾌활한 사람)으로 재밌게 바꿔 적었다. 웃음 가득한 그들의 사진도 사랑스럽다.

WORLD LAUGHTER TOUR
Think Globally, Laugh Locally

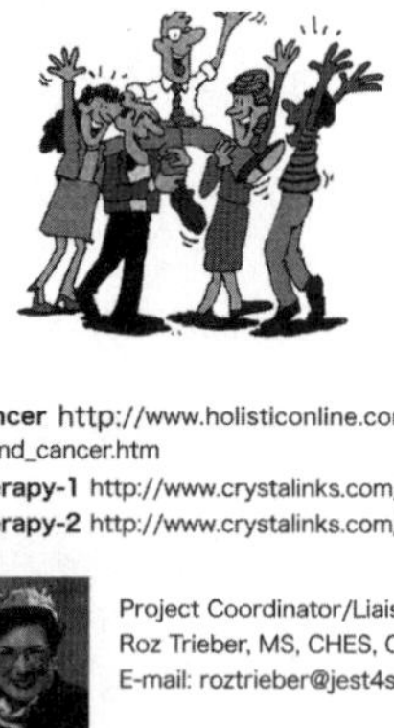

LINKS:
Humor and Cancer http://www.holisticonline.com/Humor_Therapy/humor_therapy_and_cancer.htm
Laughter as Therapy-1 http://www.crystalinks.com/laughter.html
Laughter as Therapy-2 http://www.crystalinks.com/laughter2.html

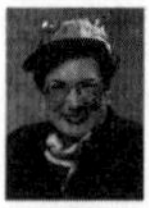

Project Coordinator/Liaison
Roz Trieber, MS, CHES, CLL, NFL
E-mail: roztrieber@jest4success.com

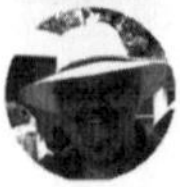

Steve Wilson
President, Cheerman of the Bored
E-mail: steve@worldlaughtertour.com

http://www.worldlaughtertour.com

＊ 자료 : 미국 시민그룹 'WLT' 홈페이지

9장

심리요법의 기적, 암은 마음가짐에 따라 낫는다

▪ 자율형과 의존형의 암사망률은 77배나 차이난다 ▪

'자율성'이 있느냐, 없느냐에 따라 암사망률이 77배 차이

"마음으로 암을 치료한다?"

그렇다고 나는 단언할 수 있다. 환자의 '마음'을 바꾸면 암을 극복할 수 있다. 그것이 심리요법(사이코온콜로지)이다. 마음은 암의 발병에도, 치료하는 과정에도 큰 영향을 미친다.

면역이론에서도 확실히 증명할 수 있다. 스트레스로 마음이 어두워지면 암에 대한 면역력(NK세포)이 감소하고 누구에게나 있는 암세포가 늘어난다. 부정적인 마음이 암을 유발한다. 반대로 웃음으로 마음을 밝게 하면 면역력(NK세포)이 증대해 암세포는 점점 작아져 간다. 모두 앞에서 소개한 많은 실험에서 입증한 내용들이다.

따라서 마음의 타입, 즉 '성격'으로 암 치료 여부가 결정된다. 그중에서 가장 중요한 것이 '자율성' 여부다. 영국 런던대학 아이젠크 명예교수의 연구는 충격적이다.

약 1,300명을 15년간 추적 조사한 결과, '자율성이 없는 은둔형 외톨이(의존형)' 성격군은 약 46%가 암으로 사망했다. 한편 '자율성'이 있는 타입이 암으로 죽은 확률은 겨우 0.6%에 불과했다. 자기제어능력이 있느냐, 없느냐에 따라 암으로 인한 사망률은 크게 77배나 차이가 났다. 우리의 마음가짐에 따라 이렇게나 격차가 벌어지는 것이다.

암은 '마음의 병'으로 NK세포 활성이 낮다

니시신주쿠 클리닉의 다카하라 기하치로(高原喜八朗) 의사는 나의 책 《항암제로 살해당하다》에서 이렇게 말한다.

"암은 마음의 병이다. 외인성이 아니라 내인성이다. 병원균은 바로 자신에게 있었던 셈이다. 문제는 NK세포 활성이 낮다는 것이다. 따라서 항상 웃으며 명랑하고 긍정적으로 살아가는 사람은 암에 잘 걸리지 않는다."

다시 아이젠크 교수의 연구로 돌아가 보자. 그는 연구 보고에서 자율성이 없는 타입의 사람들에게 '행동요법'을 실시해 자율성을 갖도록 성격을 개조하자 15년 후의 암사망률은 10분의 1 이하로 급격히 떨어졌다고 덧붙였다. 이는 성격과 암사망률의 인과관계를 나타낸 중요한 연구라고 할 수 있다.

▪ 절망하지 말고 적극적으로 마주하라 ▪

'투쟁형'의 생존율은 '절망형'의 5배

아이젠크 교수의 연구와 비슷한 유형의 보고가 있다. 영국의 학자 그리어는 암 환자의 성격을 4가지 타입으로 분류하고 십수 년 동안 추적 조사해 생존율을 비교 연구했다.

분류된 4가지 성격 타입은 A : 투쟁적이고 대항하는 사람, B : 병을 부정하는 사람, C : 냉정하게 수용하는 사람, D : 절망감에 빠진 사람이었다.

이 연구결과에서도 각각의 차이는 엄청났다. 가장 생존율이 높았던 유형은 A로, 투쟁적으로 암에 맞서 싸우는 사람들이다. 다음이 B로 병을 부정하는 사람, C의 병을 받아들이는 사람은 3위였고, 절망감에 빠

암 환자의 마음상태와 생존율

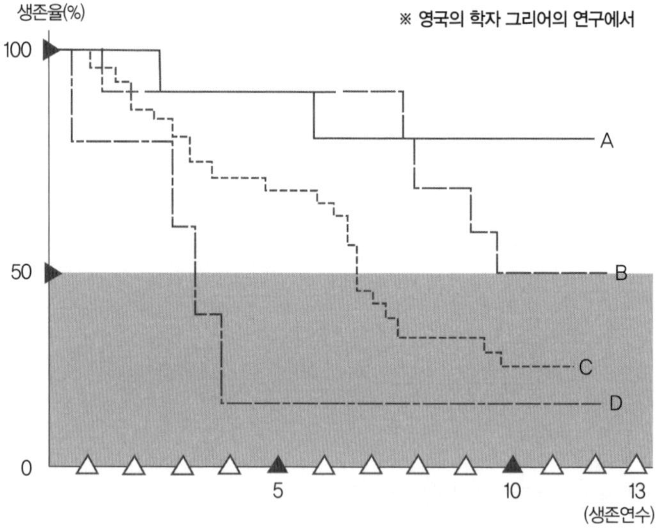

A : 투쟁적이고 대항하는 사람
B : 병을 부정하는 사람
C : 냉정하게 수용하는 사람
D : 절망감에 빠진 사람

* 자료 : 《암은 마음가짐에 따라 낫는다!?》 가와무라 노리유키 저

진 D타입의 생존율이 제일 낮았다.

결국 A의 투쟁 타입은 D의 절망 타입보다 약 5배 많은 경이로운 생존율을 나타냈다. 이 차이는 암에 맞서 '적극적이냐, 소극적이냐' 또는 '웃었는가, 웃지 않았는가'의 격차와 비슷하다고 봐도 좋다.

또 미국의 스피겔 박사는 86명의 암 환자를 '1년간 심리요법을 쓴 그룹'과 '아무것도 하지 않는 그룹'으로 분류해 10년간 추적 조사를 실시했다. 그 결과 심리요법을 쓴 그룹이 약 2배 더 오래 살았다. 여기서도 암 환자의 '마음' 치유가 얼마나 중요한지 입증되었다. 적극적으로 맞서라! 그 '마음'이 당신의 생명을 구한다.

암에 잘 걸리는 성격이 있다

심리요법 입문서로 권할 만한 책이 있다면 《암은 마음가짐에 따라 낫는다!?》이다. 편저자인 국립정신신경센터 가와무라 노리유키(川村則行) 박사는 일본 사이코온콜로지의 권위자이다.

보통 암의 원인은 유전자(DNA)에 일어나는 결함, 갑작스런 변이 등의 이상이 축적되어 생기는 병이라고 생각한다. 그러나 가와무라 박사는 그것만이 아니라고 말한다.

"우리 몸속에는 유전자상의 문제를 축적시키지 않는 '방위시스템'이 있는데, 그 속에는 이미 암이 된 세포를 제거하는 면역계 세포나 DNA의 잘못을 정정하는 효소 등이 있다." 〈도쿄신문〉

그리고 '불안' · '긴장' · '비탄' · '갈등' 같은 심적 스트레스는 이 '방위시스템'에 악영향을 미쳐 암을 조장한다. 또 크고 작은 스트레스를 받아 우울감과 절망감이 지속되면 암에 잘 걸린다고 한다.

그렇다면 암에 잘 걸리는 성격이란? 이른바 '유형 C'라 불리는 사람들이 가장 암에 잘 걸린다. 유형 C는 ❶ 조용하고 자기주장이 약하며 ❷ 참을성이 강하고 조화를 중요시 여기며 ❸ 갈등을 회피하고 순종하며 ❹ 방어적이라고 가와무라 박사는 지적한다.

과연 수긍이 가는 이야기다. 한마디로 말하자면 스트레스를 쌓아두는 타입이다.

또 ❶ 자기감정을 이해하면서도 ❷ 그 감정을 억누르고 ❸ 강한 감정표현은 극단적으로 피하는 사람도 암에 걸리기 쉽다. 즉, 감정표현이 부족한 사람은 좀처럼 웃거나 화내거나 할 수 없다. ❶ 스트레스에 잘 대처하지 못하고 ❷ 절망감이나 무력감이 강한 사람도 마찬가지다.

그런데 이런 사람들은 정말로 착한 사람이다. 아니, 지나치게 착한 사람이다.

속담 중에 "선인은 단명한다"는 말이 있는가 하면, "미움받는 사람이 세상에선 위세를 떨친다"는 듣기 싫은 말도 있다. 자기 하고 싶은 대로, 자기 좋을 대로 제멋대로인 무리들이 흔히 장수하는 법이다. 그러나 남에게 폐만 끼치지 않는다면 어떻게 살아도 상관없다. 너무 착한 사람들이여! 조금은 세상을 못되게 살자!

▪ 행복은 내 안에 있다 ▪

자율성이란 행복이 몸속에서 용솟음친다는 증거

자율성이 있는 사람의 암사망률은 자율성이 없는 사람의 77분의 1이라는 아이젠크 교수의 논문을 다시 떠올려 보자.

"자율성이 높다는 말은 구체적으로 행복감의 원천이 자기 속에 있다고 생각하는 타입으로, 암에 걸릴 확률이 가장 낮고 다른 병에도 쉽게 걸리지 않는다"라고 가와무라 박사는 말한다.

즉, 행복이 다른 사람에게 부여받은 것이 아니라 자기 내부에서 솟아나는 것임을 실감한 사람들이다. 반대로 자율성이 없다는 말은 행복의 원천은 자신과 관계없는 외부에 있다고 느끼고 의존적인 경향을 표출하는 타입이다.

아이젠크 교수는 '의존타입'을 다시 2가지로 분류했다. 예를 들어 자신에게 중요한 일이나 사람을 잃었을 경우 '타입 1'은 강한 정서적인 반응을 표시하지 않고 깊이 낙담하거나 좌절한다. 반면에 '타입 2'는 화내거나 흥분하거나 공격적으로 대응한다.

연구결과, 낙담형 타입 1이 가장 암에 의한 사망률이 높다고 한다. 또 흥분형 타입 2는 심장병에 잘 걸린다. 이것도 쉽게 이해가 간다.

"수술이나 화학요법을 받지 않고 암이 자연 소실되어 암을 극복한 환자는 모두 자율성이 높았다는 보고가 있는데, 이는 아이젠크 교수의 연구와 일치했다"라고 가와무라 박사는 말한다.

성격을 바꾸자 암사망률은 46%에서 4%로

그렇다면 성격을 바꾸면 암을 예방하거나 치료할 수 있을까? "세 살 버릇 여든까지 간다"라는 말이 있다. 즉, 성격은 잘 바뀌지 않는다는 것이 통념이다.

"아이젠크 교수팀은 암에 잘 걸리는 '타입 1'의 사람에게 심리요법을 실시해 자율성이 높은 타입으로 개조함으로써 46%였던 암사망률을 4%로 낮췄다고 발표했다. 그리고 다른 임상경험이나 해외 연구결과를 보더라도 마음을 어떻게 먹느냐에 따라 암 치료 가능성이 달라진다고 생각한다."

이렇게 가와무라 박사는 확신을 담아 말한다. 그리고 그 방법으로는 자기의 스트레스 유발원인을 하루라도 빨리 깨닫고 지금까지 스트레스를 받아들이는 방법과 그 대처법을 변화시키는 데 초점을 두라고 권한다.

또 스트레스 대처는 "자신을 객관화하는 것이 중요한데, 이를 혼자 하기는 어려우므로 심리치료사나 의사의 도움을 받는 것이 좋다. 그 외에도 자율훈련법으로 마음을 안정시키는 능력을 키우는 것도 한 방법이다"라고 말한다.

마음이 암을 예방한다는 말은 반대로 생각하면 마음이 암을 유발한다는 뜻이기도 하다. 《암은 마음가짐에 따라 낫는다!?》라는 책에 소개된 내용 중에 점성술을 믿다 죽음을 재촉하는 사례가 있다.

"미국 사회학자 필립스는 '태어난 해에 따라 특정한 병으로 죽는다'는 점성술을 믿은 중국계 미국인의 사인에 주목했다. 30년간 3만 명의 사망진단서를 조사한 결과, 예를 들어 기관지암, 폐암으로 죽은 사람의 경우 점성술대로 죽은 사람은 그렇지 않는 사람보다 평균 1.6년 빨리 죽었다. 이에 비해 점성술을 믿지 않는 백인에게는 이 차이가 나타나지 않았다."

이 연구는 병에 걸려 반드시 그 병으로 죽을 거라고 믿었던 것이 자신의 죽음을 재촉했음을 보여줬다. 이러한 예를 보면 의학은 다름 아닌 심리학, 철학, 종교학과도 깊이 연관되어 있음을 통감한다. 그러니 이들을 배척하고 무시한 오늘날의 암 치료는 근본부터 잘못된 방법이다.

마음으로 암을 치료한다! 불치병은 거짓말이다

"암은 불치병이 아니다. 암은 낫는다. 진행성 암이든, 너무 늦은 말기암이든 다 나을 수 있다!"라고 NPO법인 '암환자학연구소'를 주재하는 가와다케 후미오 씨는 주장한다.

가와다케 씨는 전 NHK의 실력 있는 디렉터로 1990년에 신장암 수술을 받았다. 다행히 초기에 발견했지만 그는 불안감과 공포, 그리고 자신의 운명을 스스로 제어할 수 없다는 무력감에 빠져 허우적거렸다.

그때 순간 머릿속을 스치는 생각이 있었다.

'암이 낫기 힘든 이유는 난치병이라는 잘못된 고정관념 때문이 아닐까? 의사, 언론, 환자 본인과 주위 사람들 때문에 빡빡하게 덧입혀지고 굳어진 잘못된 고정관념은 암을 난치병으로 둔갑시켜 그 편견은 점점 더 커져만 간다.'

그는 암환자학연구소에서 1,000명 규모의 대집회를 여러 번 개최하면서 몇백 명이나 되는 암 완치 환자들의 증언을 듣고는 암은 고칠 수 있다고 믿게 되었다.

암은 나을 수 없다는 잘못된 고정관념이 암을 난치병으로 만들었다. 참으로 웃기는 이야기이자 비극이다. 무엇보다 먼저 암 산업을 지키기 위한 마인드 컨트롤의 함정과 거짓에서 눈떠야 한다. 마음으로 암은 치료할 수 있다! 그 실증 사례는 가와다케 씨의 저서 《암이 행복을 주었다–마음으로 고친 12명의 기록》에 수록되어 있다.

▪ 웃으면 뇌에서 쾌락호르몬이 방출된다 ▪

몸과 마음의 정보 네트워크

몸과 마음에 영향을 주는 메커니즘도 해명이 진행되고 있다. 인체의 정보계는 ❶ 신경계, ❷ 내분비계, ❸ 면역계에서 이뤄지고 있다.

다음 도표는 이들 ❶~❸ 정보 네트워크를 도식화한 것이다. 상부의 사각 틀 속이 '뇌'(중추신경계)를 나타낸다. 중앙의 대뇌피질 → 대뇌변연계 → 시상하부 → (부신피질자극호르몬방출호르몬) → 뇌하수체 → (부신피질자극호르몬) → 내분비기관 → 면역기관으로 이어지는 굵은 선은 스트레스 자극의 흐름을 표시한다.

그것은 정보전달물질(호르몬 등)로 모양을 바꾸고 전달된다. '면역기관'까지 도달한 자극은 시토킨(세포자극물질)으로 변화하고 '면역계'에서 방출되어 혈액, 림프액을 통해 온몸으로 퍼진다. 일부는 뇌로 역류해 뇌의 중심부(시상하부, 뇌하수체)로 전해져 다시 한 번 뇌를 자극한다. 즉, 스트레스 자극은 뇌 → ❶ 신경계 → ❷ 내분비계 → ❸ 면역계 → 뇌라는 네트워크를 순환해 몸 전체를 돌아다닌다. 결국 체내 정보 네트워크의 모든 부위에 스트레스 영향이 나타나는 것이다.

뇌의 '중추자율계'에서는 NA : 노르아드레날린(분노호르몬), DA : 도파민(흥분호르몬), 5-HT : 세로토닌(이성호르몬), ACh : 아세틸콜린(신경전달물질), HA : 히스타민(알레르기물질) 등이 방출되어 뇌의 전 부위를 자극하고 뇌는 거기에 반응해 전신에 그 자극을 전달한다.

여기 나오는 의학적인 전문용어는 기억할 필요가 없다. 다만 한번 뇌가 느낀 스트레스 자극은 형태를 바꿔 온몸으로 확산되고 일부는 뇌로 역류해 스트레스가 증폭되는 현상에 주목하기 바란다.

그로 인해 불쾌한 일은 더 불쾌한 일을 유도한다. 이 불쾌자극의 연

신경계 · 내분비계 · 면역계의 구성

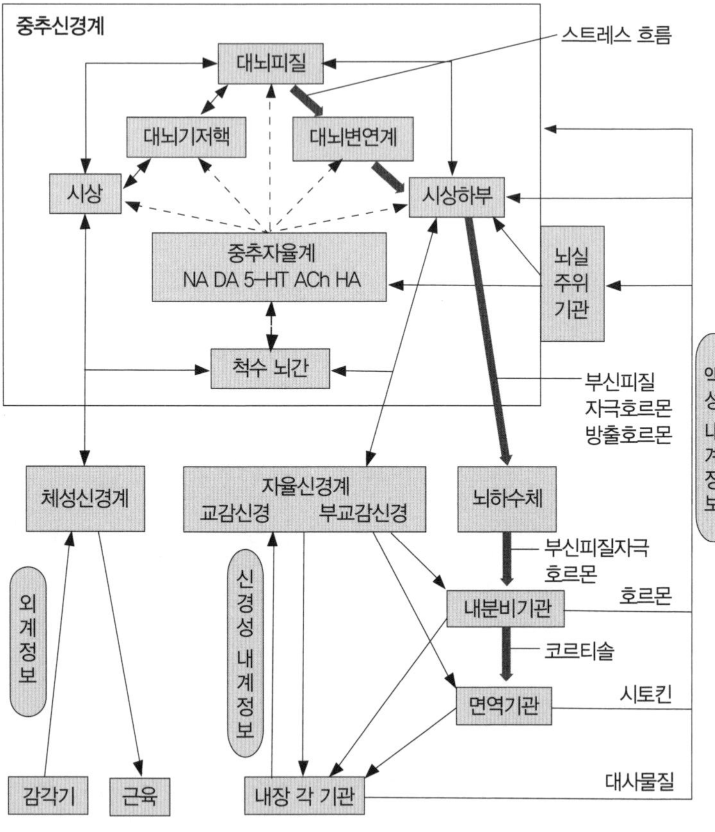

NA : 노르아드레날린 DA : 도파민 5-HT : 세로토닌 ACh : 아세틸콜린 HA : 히스타민

＊ 자료 : 《신경내분비면역학》 무라마쓰 시게루 저

쇄를 딱 끊기 위해서는 이 사이클에 쾌감자극을 주입해야 한다. 즉, 웃음이 생성하는 베타 엔도르핀 등의 쾌감물질이 불쾌자극의 폭주를 막아준다.

뇌에서 나온 스트레스 자극이 역류해 뇌 중추를 자극한다

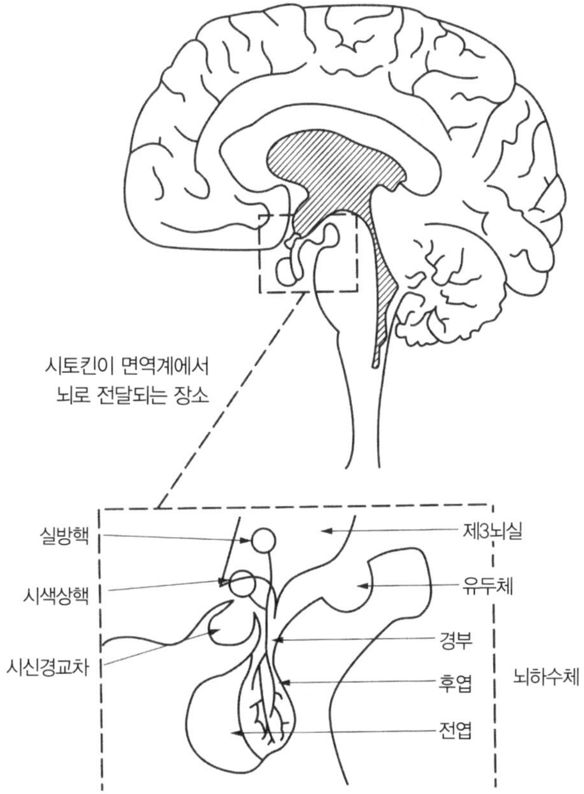

* 자료 : 《신경내분비면역학》 무라마쓰 시게루 저

웃음의 리셋 효과

수많은 웃음 실험에서 웃음을 통해 혈액성분이 정상치에 다가가는 것으로 확인되었다. 예를 들어 NK 활성이나 림프구 등 면역성분도 정상보다 낮은 사람은 '상승'하고 높은 사람은 '저하'되었다. 신체는 항상 최적의 상태를 유지하려고 한다(신체항상성). 이것이 바로 생명의 신비이자 자연치유력의 원천이다.

웃음과 류머티즘 연구에서 알려진 요시노 교수는 이 현상을 '웃음의 리셋 효과'라고 명명했다. 즉, 스트레스나 병 때문에 흔들리던 바늘이 웃음 효과 덕분에 중심축으로 돌아온다. 생명활동이 이상적인 원점으

웃음으로 혈당치를 떨어뜨리는 것은 인슐린 때문이 아니다

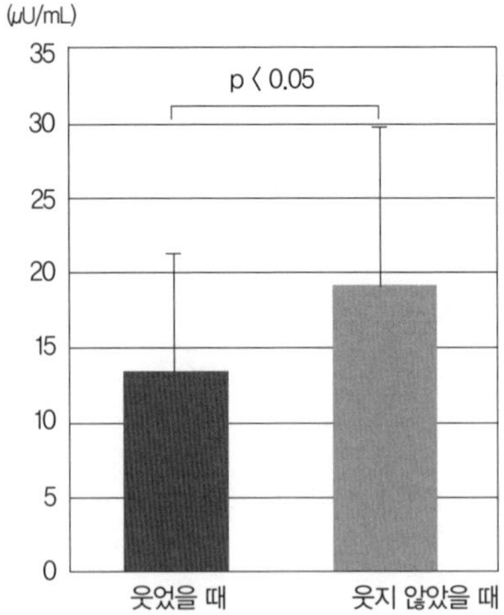

웃음으로
혈당치를 억제시키는
인슐린도
같이 감소하였다.

* 자료 : 《웃음에서 솟는 힘》 하야시 게이코 저

로 되돌아가는 웃음의 리셋 효과인 것이다.

구약성서의 잠언(17:22)에는 "밝은 마음은 좋은 약이지만 어두운 마음은 몸을 병들게 한다"라는 경구가 있다. 그러고 보면 고대인들은 일찍부터 그 진리를 깨닫고 있었다.

식후에 만담을 듣고 웃은 다음 혈당치 상승이 약 40%나 억제되었다는 말은 그 수치가 원래의 '항상성'에 따른 정상치라는 의미다.

보통 혈당치를 상승시키는 호르몬은 글루카곤, 에피네프린, 코르티솔이나 성장호르몬 종류 등 많이 있다. 이는 외부 환경(스트레스)의 공격에 반격하기 위해 근육에 충분히 싸울 에너지를 공급해줘야 하기 때문이다. 그런데 혈당치를 떨어뜨리는 호르몬은 인슐린뿐이다.

그러면 웃음 실험에서 혈당치의 상승이 억제된 것은 혈당치 억제 호르몬인 인슐린이 다량으로 분비되었기 때문일까? 하지만 웃으면 인슐린 분비도 같이 억제된다. 그렇다면 웃음으로 혈당치가 떨어지는 것은 인슐린의 억제작용 때문이 아니라 코르티솔 감소 등에 따라 스트레스가 완화되었기 때문이리라. 단, 그 메커니즘은 아직 완전히 해명되지 못했다.

당뇨병, 심근경색, 뇌졸중을 예방하다

말할 것도 없이 혈당치는 식사에 따라 크게 변동한다. 우리가 보통 받는 건강검진에서는 아무것도 먹지 않은 '공복시 혈당치'를 측정한다.

그 혈당치가 정상범위로 나오면 모두 안심을 한다. 당뇨병이 아니라는 사실에 표정이 밝아지며 웃음이 퍼진다.

그런데 최근 공복시 혈당치가 '정상'이라도 안심할 수 없는 것으로 밝혀졌다. 식후 혈당치가 높게 나오는 사람도 당뇨병에 걸리기 쉽다. 또 식후 혈당치가 급격히 상승하는 사람은 심근경색이나 뇌졸중의 위험성까지 몇 배나 높아질 수 있다고 한다.

따라서 식후의 웃음으로 혈당치 상승이 4배나 억제된다는 말은 결국 당뇨병, 심근경색, 뇌졸중 예방과도 직결된다.

또 하야시 게이코 조교수는 "정신적인 스트레스도 당뇨병의 원인 중 하나로, 흔히 당뇨병은 몸과 마음에서 오는 병이라 일컫는다"라고 말한다.

당뇨병의 3대 합병증은 ❶ 신경장애, ❷ 신장장애, ❸ 망막증이다. ❶ 신경장애는 하지(下肢)에 많고 감염, 괴저 때문에 다리를 절단하는 극단적인 경우도 있다. ❷ 신장장애도 심각하다. 일본에서 인공투석 원인의 1순위가 바로 당뇨병에 의한 신장장애다. 일본에서 실명 원인 중 1순위 역시 당뇨병에 의한 ❸ 망막증이다. ❹ 심근경색, ❺ 뇌졸중도 마찬가지다.

매 식사 후, 편안한 대화와 웃음으로 혈당치 상승을 4배가량 억제시킨다면, 이들 ❶~❺의 5대 질병을 격감시킬 수 있을 것이다. 그것도 식후에 "아하하하" 하고 웃는 것만으로 말이다.

▪ 대뇌중추가 '웃음' 감정에 반응해 눈이 웃는다 ▪

눈 주위의 '안륜근'이 무의식적으로 움직인다

뇌간, 시상하부, 시상 등 뇌중추부는 신체의 통제탑이다. 대뇌변연계에서 생성된 '감정'은 이 통제탑으로 전달된다. 그 감정이 '분노'였다면 센터는 어떻게 반응할까? 센터는 공격호르몬을 내보내기 때문에 노기충천하듯이 무서운 형상으로 바뀐다. 반면 '연애 감정'이라면 센터는 동공을 열어 매력적인 표정이 되는 호르몬을 분비한다.

"웃음과 같은 쾌락의 감정에서는 세로토닌, 도파민이나 뇌 속 마약이라 불리는 베타 엔도르핀 등이 분비되어 기분이 좋아지고 고통이 누그러지며, 스트레스가 완화되거나 기분이 밝아진다. …… 생리적인 웃음으로 안륜근이 움직이는 것은 신체의 통제탑이 활발하게 활동한다는 증거이다"라고 하야시 조교수는 말한다.

▪ 마음이 병을 일으키기도 하고 낫게도 한다 ▪

병의 과반수는 마음이 원인이다

웃음과 유전자 실험에서 마음의 변화가 병을 치료한다는 사실이 입증되었다. 웃으면 유전자가 좋은 쪽으로 발동한다. 그렇다면 반대로 마음의 변화가 병을 유발한다. 이는 충분히 가능한 일이다. 부정적인 마음의 변화가 유전자를 안 좋은 쪽으로 발동하는 것이다.

게이오대학의 아베 다다시(阿部正) 의사는 병원에 찾아오는 사람들의 과반수는 마음에서 온 병 때문이라고 지적하면서 다음과 같이 설명한다.

"믿지 못하는 사람도 많을 거라 생각한다. 그러나 치통이나 복통, 천식에 고혈압, 위염, 심장병, 불임증, 신경이나 근육같이 마음과 별로 관계가 없어 보이는 병에까지 마음이 작용할 때가 많다. 골절조차 마음 때문에 발생되기도 한다." 《'병은 마음에서' 의학》 아베 다다시 저

유전자 레벨에서 입증된 '심신일여'

마음의 변화가 유전자를 발현 · 억제한다는 무라카미 박사의 실험결과에 근거하면, 마음의 변화가 병의 원인이 되는 점도 과학적으로 당연하다고 볼 수 있다.

동양에 전해지는 '심신일여'사상은 유전자 레벨에서도 입증되었다. "흔히들 병은 세균이나 독물, 신체의 고장으로 생긴다고 생각한다. 그러나 인간에게는 마음이 있어서 이 마음에서도 병이 발생한다. 그런데 현대의학은 몸의 병으로만 단정지어 왔다"라고 아베 다다시 의사는 말한다.

서양의학이 '몸과 마음'의 관계에 주목한 것은 1939년으로 던버라는

학자가 〈심신의학〉이라는 잡지를 창간하고부터다. 일본에서는 그것보다 훨씬 이른 1757년 '내관법'이라는 주의집중법으로 결핵이나 신경질을 치료하는 방법이 제창되었다.

또 1912년 오사카의 개업의인 하라사카에(原榮) 의사가 "결핵이 낫고, 안 낫고는 환자의 마음에 달렸다"며 정신면의 작용을 강조했다. 또 이시가미 도오루(石神亨)라는 의사는 "사람의 감정에 따라 결핵의 저항력이 좌우된다"는 사실을 실험으로 증명했다. 이 연구결과는 미국 의학계에서도 발표되어 그 나라 의사들을 놀라게 했다.

2차 세계대전 이후 미국의 '심신의학'이 일본 연구자들에 의해 일본에 소개되면서 주목을 받았다. 그러나 '심신일여' 의학의 본가는 동양이다.

1965년에는 규슈대학 이케미 유지로(池見酉次郎) 박사 등의 노력으로 미국보다 12년 늦게 '일본심신의학회'가 발족했다. 이어서 규슈대학 의학부에 정신신체의학 연구시설이 개설되고 나중에 유명한 '심리치료내과'가 되었다. 또 1962년 게이오대학 신경과에도 '심신치료센터'가 설립되었다. 이들이 전국 각지의 심신치료센터나 심리치료내과의 모체가 되었다.

감정이 신체를 통제한다

인간은 감정의 동물이라는 말이 있다. 아베 다다시 의사는 감정이 우리 몸을 통제한다고 말한다.

예를 들어 쾌락의 감정인 기쁨, 즐거움, 만족, 안심 등은 인체에 여유로움과 따뜻함을 느끼게 해준다. 모두가 '행복'이라 불리는 신체 상태다. 이는 감정으로 인해 각각의 유전자가 발현된 결과일 것이다. 이와 반대로 불쾌한 감정인 불안, 외로움, 소심함 등은 가슴을 압박하는 고통을 일으킨다. 이것 역시 그러한 신체 변화와 관련된 유전자가 발현되었기 때문이다.

부정적인 정서가 병을 유발한다는 사실은 아베 의사의 실험으로도 확인되었다.

아베 의사는 "몸이 감정을 만든다. 감정은 신체감각의 총합이다"라고 말한다. 이 말은 '슬퍼서 우는 게 아니라 울기 때문에 슬프다'는 심신의 상관관계를 설명한다. 다시 말해 웃는 척을 하면 즐거워진다는 실험결과와도 일맥상통한다.

이것이 바로 우리 몸과 마음의 상관관계다. 그중에서도 "호흡기는 몸의 영향을 받기 쉽다"는 아베 박사의 말에 납득이 간다. 기쁘면 웃음이 넘치고 괴로우면 한숨이 끊이지 않기 때문이다.

슬픈 마음이 암을 낳는다

또한 아베 의사는 암은 정신적인 영향이 크다고 주장한다. 이 주장은 스트레스로 암에 대한 면역력(NK세포)이 약해지고, 웃음으로 면역력이 강해진다는 '웃음 실험' 결과만 봐도 명백하다.

암에 정신적인 요인이 작용한다는 연구는 미국이나 유럽에서는 1950년대부터 활발하게 이뤄졌다. 1967년 영국 그라스고대학의 키센 박사가 500명의 폐암 환자를 조사하자 환자의 친형제, 배우자 등 친한 사람이 죽은 경우가 많았다는 사실을 확인했다. 그뿐만 아니라 원래 감정처리가 미숙하고 유아기에 불행했던 사람에게 암이 많이 발생한다는 사실도 보고했다.

아베 의사도 10년 이상 암 환자를 진료하면서, 외롭고 슬플 때 암이 발생한다는 사실을 밝혀냈다.

입증된 '웃음의 면역학'

니가타대학 의학부 아보 도오루(安保徹) 교수의 '면역이론'에 근거하면 외로움과 슬픔 같은 스트레스로 인해 교감신경이 과도하게 긴장해서 우위가 되고, 불쾌호르몬(아드레날린)이 분비되어 과립구가 늘어나 활성화되면서 염증과 발암이라는 과정을 거치게 된다고 한다.

백혈구의 일종인 과립구가 늘어나면 상대적으로 암과 싸우는 림프구(NK세포 등)가 감소한다. 반대로 웃음으로 쾌감을 느끼면 부교감신경이 우위가 되고, 쾌감호르몬(아세틸콜린)이 분비되어 림프구가 늘어나 활성화되면서 암세포를 공격해 해독이 빠르게 진행된다.

이를 도식화하면 다음과 같은 시스템이다.

A : 불쾌감(분노, 슬픔) 교감신경이 우위 → 아드레날린 → 과립구가 늘어나 활성화(→ 염증, 발암)

B : 쾌감(웃음, 즐거움) 부교감신경이 우위 → 아세틸콜린 → 림프구가 늘어나 활성화(→ 해독, 건강)

A의 불쾌감 메커니즘을 따라가면 결국에는 암이나 다른 병에 걸리는 것은 당연하다. 반대로 B의 쾌감 메커니즘에서는 마지막에 해독에 의한 치유로 건강함이 기다리고 있다. B과정을 따라가면 암의 자연치유력조차 당연한 결과가 된다.

1974년에 이미 일본에서도 규슈대학(심리치료내과)의 이케미 박사와 나카가와 박사 등이 암의 완전한 자연치유 사례를 다섯 가지로 보고했다.

"신앙심이 두터운 사람이 생사를 초월한 심경으로 생활하는 동안 암이 싹 사라졌다니, 마음의 평안이 얼마나 소중한지 잘 알 수 있다"라고 아베 의사는 말한다. 아보 교수의 '면역이론'에서도 이와 동일한 '웃음의 면역학'이 입증되었다.

▪ 폭식과 우울증은 위험수역 ▪

'메타볼릭 증후군' 중장년층 2명 중 1명

당뇨병은 현대인이 안고 있는 위험 중의 하나다. 생활습관병으로 알려져 있으며 자각 증세가 없는 채로 진행되는 위험한 병이다. 그래서 병에 걸린 걸 깨닫고 난 뒤에는 이미 늦은 경우가 많다.

일본에는 예비환자까지 포함한 당뇨병 환자수가 1,600만 명이 넘는다. 이 수치는 어른 6명 중 1명꼴이다. 말 그대로 일본인에게 국민병인 셈이다.

당뇨병의 최대 원인은 당연히 '포식'과 '과잉영양'이다. 당뇨병은 원래 적게 먹던 일본인과는 관계없는 병이었지만, 지금은 과식 때문에 계속 늘어만 가는 추세다.

최신 데이터는 더 심각하다.

"메타볼릭 증후군, 중장년 남성의 50%가 위험 수준에!"

이는 2006년 5월 8일 후생노동성이 발표한 자료다. 최근 염려되고 있는 '메타볼릭 증후군'이란 ❶ 고비만(내장지방형), ❷ 고혈당, ❸ 고혈압, ❹ 고지혈이라는 4고(高) 상태를 가리킨다. 그대로 방치하면 당뇨병, 뇌졸중, 심근경색에 걸릴 위험이 높다고 한다.

이미 병에 걸린 사람 중에 20대 이상이 약 1,300만 명에 달한다. 나아가 바로 코앞의 예비환자가 1,400만 명으로, 위험 수준에 있는 환자와

메타볼릭 증후군의 현황 – 포식으로 중장년 남성 50%가 위험하다

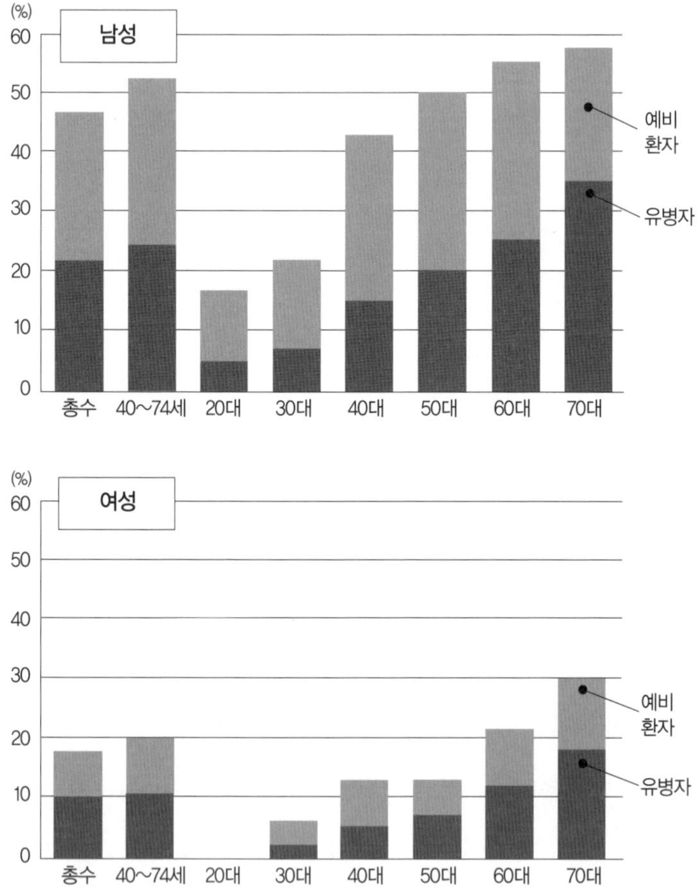

* 자료 : 〈도쿄신문〉

예비환자를 합하면 일본인 성인의 2,700만 명이라는 엄청난 숫자가 나온다. 그중에서 40~74세의 중장년 남성은 2명 중 1명꼴이고, 여성은 5명 중 1명이 이미 위험 수준에 들어섰다고 한다.

경쟁사회에서 '웃음'이 사라졌다

포식에 이어 제2의 원흉이 스트레스다. 식후 만담이나 코미디를 보고 웃기만 해도 혈당치는 떨어진다.

그러나 경쟁사회이자 격차사회인 오늘날의 세계는 딱딱한 분위기가 너무나 만연되어 있다. 웃음은 사라지고 스트레스만 높은 사회에서 고혈당은 고비만, 고지혈, 고혈압과 일직선상에 있다. 그 결과 메타볼

자살자 수의 변동 – 자살 8년 연속 3만 명 돌파

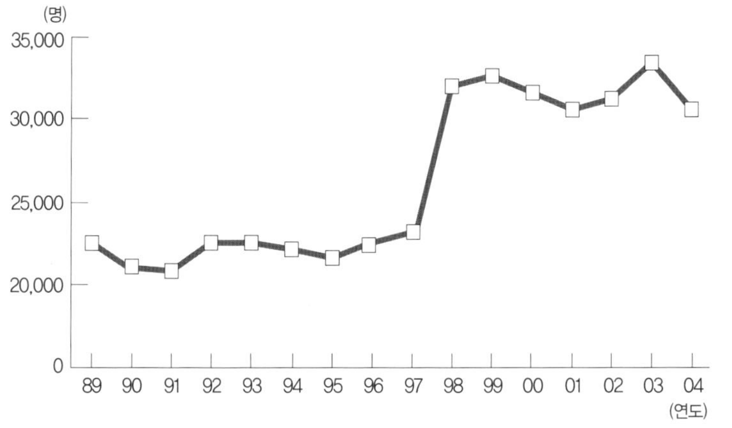

* 자료 : 〈마이니치신문〉

릭 증후군의 위험이 중장년 남성 2명 중 1명이라는 무서운 결과로 나타났다.

연일 보도되는 참혹한 사건들의 숫자에 마음이 아프다. 매년 자살 숫자는 8년 연속으로 3만 명을 돌파했다. 한 나라의 최고 통치자가 "사회에서 격차는 필요하다"고 말하는 냉혹한 일본 사회에서 일본인들은 더 많은 웃음과 여유, 그리고 다정함을 잃어가고 있다.

"경쟁사회에서 패배하지 않고, 좌절하지 않기 위해 마음의 문을 닫고 진심을 숨긴다."

이 얼마나 안타깝고 슬픈 사회인가. 그런 일상을 보내다 보면 '웃음'이 생길 틈이 없다. 우리가 여유롭고 따뜻한 인생을 보내려면 먼저 우리의 인생을 담고 있는 사회도 둥글둥글 모나지 않은 그릇으로 바뀌어야만 한다.

▪ 불과 5년 만에 2.4배나 급증한 '마음의 병' ▪

현대인의 마음은 병들어 있다

최근 믿을 수 없는 뉴스가 연일 보도된다. 우리 눈과 귀를 의심할 법한 엽기적인 사건들이 바로 그것이다. 일찍이 들어보지도 못한 기괴하고 기묘한 범죄들의 연발! 일본인의 마음은 깊이 병들어 있는 듯하다.

노동문제와 관련된 마음의 병 상황

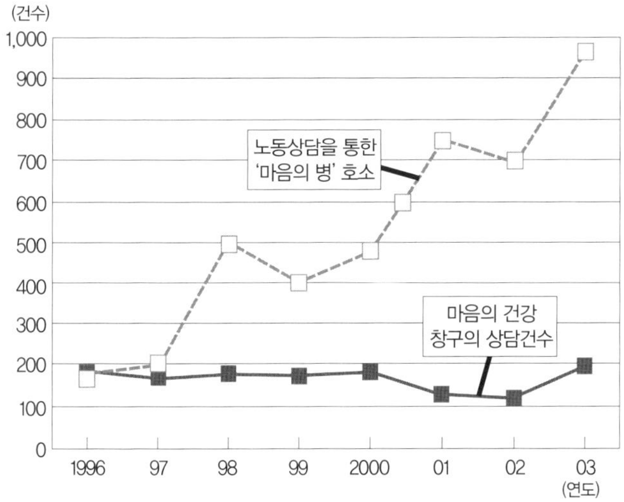

* 자료 : 〈도쿄신문〉

그것은 직장에서도 마찬가지다. 앞의 그래프는 직장에서 '마음의 병' 호소 건수의 폭발적인 증가폭을 나타낸다(도쿄 노동상담정보센터 조사). 2003년도는 상담자가 '마음의 문제를 안고 있다'고 직접 털어놓은 사례가 남성이 442건, 여성이 521건으로 전년에 비해 단숨에 43%나 급증했다. 이 결과는 5년 전(1999년)의 약 2.4배로 폭발적인 증가폭이다. 이 배경에는 부당 해고, 임금 미지불 등 심각한 불황과 냉정한 경쟁사회의 뒤틀림이 존재한다. 자살의 급증과 함께 현대인의 얼굴에서 점차 웃음이 사라지고 있다.

10명 중 6명이 '마음의 병'을 안고 있다

일본 근로자의 61.5%가 '직장에서 느끼는 강한 불안과 스트레스로 괴롭다'라고 응답했다. 일본의 근로자 10명 중 6명이 '마음의 병'을 안고 있다니! 잘못 들은 건 아닌지 의심스럽다.

그중 남성 샐러리맨 등이 63.8%이고, 여자 사무직원이 57.7%(후생노동성 '노동자 건강상황 조사')이었다. 여자 사무직원 중에는 '최근 진심으로 자살을 생각해봤다'는 충격적인 응답이 12%나 있었다는 현실에 마음이 얼어붙었다.

그런데 성인의 60%가 '불안' · '우울' 상태라니 아무리 생각해도 일본

마음의 건강문제의 산업재해 인정 상황

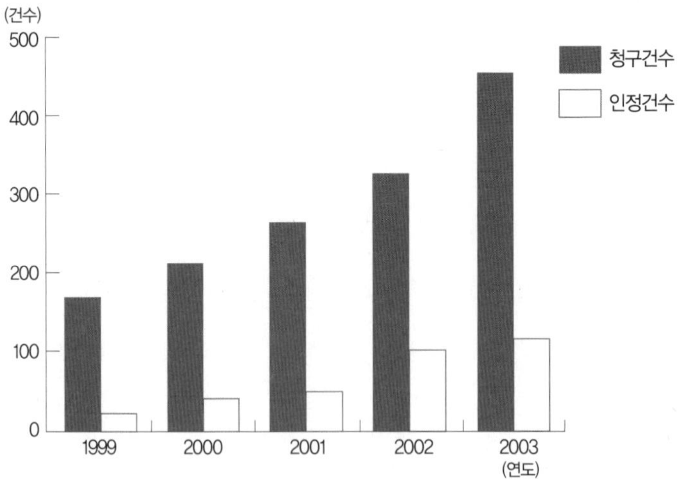

* 자료 : 〈도쿄신문〉

사회는 이상하다. 우울 상태가 깊어지면 우울증에 걸린다. 그렇게 되면 그 밖의 다양한 정신질환이나 정신장애로 나타나기 시작한다.

앞의 그래프는 과거 5년간 '마음의 병'으로 인한 산업재해의 급증을 나타내고 있다. 청구건수는 물론 인정건수도 급증했다.

기업 400개사를 대상으로 한 설문조사에서도 '마음의 병이 늘고 있다'는 응답이 2002년도는 49%였으나, 2004년에는 58%로 증가했다. 직장에서의 마음의 병이 증가하면 당연히 휴직자도 늘어난다. 이는 기업 입장에서도 아주 큰 손실이다.

기업 대상의 정신건강 전문가는 '마음의 병' 증가로 일본 국내에서 연간 1조 엔의 손실이 난다고 추정했다고 한다(산업정신보건연구소).

중학생 23%, 초등학생 8%가 우울 증상

우울병의 위험요소인 우울 증상은 성인에게만 국한되지 않는다. 우울 증상이 이제는 아이들에게까지 만연되었다. 중학생의 23%, 초등학생의 8%가 '즐겁지 않다', '울고 싶다', '외톨이다' 등의 심각한 증상을 호소하였다(3,300명 대상 조사, 아동정신의학).

'심한 우울병 위험 요소가 있다'로 판단된 어린이는 초등학생과 중학생을 합쳐서 13%나 있었다. 이 수치는 유럽이나 미국보다도 높다. 게다가 '살아갈 의미를 모르겠다'라는 지문에 대해 '항상 느낀다'는 응답과 '때때로 느낀다'는 응답을 합하면 18.8%나 된다는 사실은 경악 그 자체다.

"초등학교와 중학교를 대상으로 이렇게 대규모로 실시한 조사는 처음으로, 자살을 생각하는 아이도 적지 않은 것으로 나타났다." 〈도쿄신문〉

일본 학생들의 '우울 증상' 경향은 의욕의 차이로도 나타났다. 고등학생을 대상으로 한 국제조사에서는 '성적을 올리고 싶다'고 생각하는 학생은 중국, 한국, 미국에서 70%대였으나, 일본은 33%에 불과했다. 또 '희망하는 대학에 입학하고 싶다'가 중국, 한국에서 75% 이상, 미국도 54%인데 반해 일본은 29%로 나와, 일본 학생들의 의욕 상실 상태는 심각했다.

▪ 웃음의 면역학이 희망이다 ▪

'마음의 병'이 '신체의 병'의 원흉이다

암담하고 기가 막히는 현대 일본인의 깊은 '마음의 병'에 눈앞이 깜깜해진다. 이는 정말이지 국가적으로도 긴급 상황이다. 앞서 말한 '마음이 병을 만든다'라는 생리 메커니즘을 떠올려 보자.

'마음이 병들면 반드시 몸도 아프다'는 뜻이다. 현대 일본인은 건강하지 않아서 각종 병에 걸리고 있다. 암, 난치병, 생활습관병 등등은 비약적으로 급증하고 있다. 그도 그럴 것이 가장 근본이 되는 마음이 병들어 있기 때문이다. 계속적으로 증가 중인 '마음의 병'을 가로막지 않는 한 암을 비롯한 '신체의 병'도 끊임없이 증가추세를 보일 것이다.

국민의료비는 이미 구멍이 났다. 그리고 일본의 미래지도는 몸도 마음도 병든 '환자 열도'로 쇠퇴, 소멸해갈지도 모른다. 항간에는 '일본 침몰'이라는 말도 떠돌지만, 일본은 어쩌면 넘쳐나는 환자들 때문에 침몰할지도 모르겠다.

'웃음의 면역학'이 널리 보급되어야 한다

마음의 병, 즉 '우울증', '초조함', '분노' 등을 개선하려면 ❶ 올바른 식습관, ❷ 화학오염 방지, ❸ 콘크리트 냉복사(冷輻射) 차단하기, ❹ 전자파 피하기 등과 같은 대책이 반드시 필요하다. 그러나 가장 즉효성과 유효성 있는 비책은 바로 ❺ 웃음이다. 그저 각자가 열심히 웃으면 면역력과 생명력이 기적적으로 높아지고 강해진다는 사실을 이 책에서 여러 가지 임상사례와 통계수치를 들어 입증했다.

웃음은 하늘이 내린 생명의 근원이자 고갈되지 않는 웅대한 힘의 원천이다. "웃으면 복이 온다!"는 말이 개개인에서 그칠 것이 아니라 전국가적으로 장려해야 한다. 웃음의 면역력이 개인의 인생을, 그리고 나라를 구할 것이다. 한바탕 크게 웃으며 하루하루를 여유롭고 당당하게 살아보는 건 어떨까.

/ 맺음말 /

'웃음 치료'가 가장 필요한 질병이 바로 암이다. 암으로 인한 사망자는 연간 32만 4,000명에 도달했다. 그런데 이들 중 80%인 약 25만 명은 암으로 사망한 것이 아니다. 항암제, 방사선, 수술이라는 3대 요법의 부작용으로 '살해'당한 것이다. 그 근거는 나의 저서 《항암제로 살해당하다》에 자세히 소개하였으나, 여기서 다시 간단히 짚어보겠다.

"항암제는 암을 치료하지 못한다"는 후생노동성 간부(공무원)의 충격 고백이 남긴 반향은 깊숙하고도 조용히 퍼져나가고 있다. 지푸라기라도 잡고 싶은 절박한 심정에 항암제에 의지하는 암 환자나 그 가족은 암담할 뿐이다.

항암제의 문제는 암을 치료하지 못하는 것만이 아니다. 《항암제로 살해당하다》에서 나는 항암제란 맹독물질이자 발암물질이며, 불과 4주

만에 10명 중에 단 1명의 암 종양이 줄어들었을 뿐인데도 '유효하다'며 의약품 허가가 난다는 기가 막힌 실태를 폭로했다.

그뿐만 아니라 암세포는 ADG(반항암제 유전자)로 항암제를 무력화시켜 환자에게 온갖 부작용만 고스란히 남긴다는 오싹한 현실이 백일하에 드러났다.

게다가 항암제로 인해 적혈구는 격감해 악성빈혈에 걸리기 쉽고, 혈소판을 파멸시켜 내장출혈, NK세포를 섬멸해 암세포를 향한 공격력을 약화시킨다. 다시 말해 암을 공격하는 우리 편 병사를 전멸시키기 때문에 암세포에 좋은 일만 하는 셈이다. 그리고 강력한 발암성 항암제 투여로 다른 장기에 전이가 많이 일어난다. 완전히 불난 집에 기름을 들이붓는 격이다.

이것이 바로 눈앞이 아찔해지는 현대 암 치료의 실태다. 여기서 끝이 아니다. 방사선은 항암제보다 더 많은 면역력을 파괴한다. 수술도 하지 않는 편이 낫다. 이 책의 생생한 고발은 전국의 암 환자를 경탄시켰으며 일본의 암 치료 전체를 뒤흔들어 놓았다.

국민 의료비의 약 절반인 15조 엔 이상은 암 이권과 관련된다. 이 막대한 이권을 둘러싸고 떼지어 모인 암 마피아의 본모습이 여실히 드러났다. 살해당한 암 환자는 10년 만에 약 250만 명, 20년 만에 500만 명이 넘어섰다. 그리고 전후의 수치를 따지면 1,000만 명이 넘는다.

저 악명 높은 아우슈비츠의 집단학살이나 731부대의 생체학살조차 그 발끝에도 미치지 못한다. 점점 드러나는 '하얀 거탑'의 내부에서는 지금도 백주대로에 당당하게 나치스보다 더한 '학살'을 조용히 자행하고 있는 것이다.

그건 그렇고 사랑하는 가족을 맹독 항암제 때문에 잃고 돈까지 뜯기고는, 살인자인 의사에게 감사하다고 고개 숙여 절했던 유족들은 얼마나 가슴 아프고 분하고 허무할 것인가! 목숨은 하나뿐이다. 나는 소리 높여 외치고 싶다. 눈물을 훔치고 일어서라!

"암 때문에 죽었다면 110번(일본의 110번은 범죄신고 전화번호로, 한국의 112번에 해당)에 신고하자! 사랑하는 사람을 죽였다고!"

암으로 죽은 10명 중의 8명은 '암 치료'를 구실로 중과실치사죄(일본 형법 211조), 또는 살인죄(미필적 고의, 일본 형법 199조)의 희생자다. 그 밖에 의사법, 의료법, 약사법 위반 등등 끝이 없다.

그러나 경찰은 절대 적발하지 않는다. 정부 역시 암 산업의 일원이기 때문이다. 대규모 제약회사를 거대 스폰서로 가진 언론 역시 암 마피아 편에 서있다.

따라서 항암제의 맹독성, 발암성, 무효성은커녕 ADG(반항암제 유전자)의 존재조차 밝힐 수도, 떠들고 다닐 수도 없다. 그러니 낙하산 인사로 제약회사에 들어가는 후생노동성 관료나 의료 이권을 자금원으로 하는 정치가 등은 말할 필요도 없다.

후생노동성의 보험국 의료과장 무기타니 마리(壽谷眞理) 씨의 놀랄만한 발언을 여기서 밝히고자 한다.

"개인적인 생각으로 항암제는 보험으로 지불할 필요가 없다고 생각한다. 왜냐하면 항암제는 세 가지 정도를 제하면 아무리 사용해도 효과가 없기 때문이다."

이는 2005년 10월 20일 개최된 '의료경제포럼 저팬'의 제4회 공개심포지엄 석상에서 나온 발언이다. 자리를 꽉 메운 청중을 앞에 두고 한 나라의 의료책임자가 "항암제는 효과가 없다"고 발설했다.

이것이 암 산업의 중추인 '정부'가 숨겨놓은 진실이다. 이제는 항암제가 효과가 없다는 진실을 더 이상 숨길 수 없다고 판단한 것이다. 그들은 '약해 에이즈 사건'(수입 비가열 혈액 제재 등이 오염되어 에이즈에 감염된 사건)과 마찬가지로 '부작위에 의한 범죄' 즉 암 환자의 독살 사실을 알면서도 방치한 죄를 추궁당할 것이 불을 보듯 뻔하자, 먼저 선수를 쳐서 "사실은 효과가 없다"라고 책임회피를 시작한 것이다.

암 전문의조차 이제는 자신에게 항암제를 쓰지 않는다. 다른 암 환자가 들으면 눈을 부라리며 졸도하고도 남을 '상식'이 세상에서는 버젓이 통하고 있다.

전문 의료 신문 〈건강정보신문〉의 편집장 말에 따르면 "도쿄대 의학부 교수급의 의사 네 명이 암에 걸렸을 때 항암제를 단호히 거부하고 대체요법으로 활로를 찾아 지금 네 명 모두 생생하게 잘 살고 있다"고 한다.

그들은 치료현장에서는 몇백, 몇천 명이나 되는 암 환자에게 '맹독' 항암제를 기계적으로 쏘아대며 마구 죽여 왔을 것이다. 그러면서 자신이 암에 걸리자 항암제를 단호히 거부했다니 너무나 기가 막힌다. 암 전문의가 항암제 거부를 하는 이 웃지 못할 현실이 전국에서 일어나고 있다. 모르고 있는 사람은 환자들뿐이다.

더 지독한 이야기가 있다고 말을 꺼낸 사람은 약을 쓰지 않는 소아과 의사로 유명한 마유미 사다오(眞弓定夫) 의사다. 그녀는 의분을 담아 이렇게 말한다.

"마루야마 백신(인간형 결핵균에서 추출한 물질로 만든 암치료제)은 마루야마 박사가 도쿄대 출신이 아니라서 허가받지 못했다. 도쿄대파, 교토대 출신 의사들이 철저하게 배격했기 때문이다. 그들은 지금도 잘난 체면을 내세우며 의료현장에서 절대 마루야마 백신을 쓰지 않는다. 그러나 도쿄대, 교토대 병원의 의사들도 만약 자신이 암에 걸린다면 분명히 몰래 마루야마 백신을 이용할 것이다. 그 명부는 모두 나에게 있다."

여러분이 암학회 회의장에 잠입했다고 가정해 보자. 여러분은 로비에서 커피를 마시며 쉬는 의사들의 다음과 같은 대화에 매우 당황할 것이다.

"병에 듣지도 않는 약을 이렇게나 써도 되려나."

"고형암에는 전혀 효과가 없잖아."

"이게 다 연구비와 업적 때문이지 뭐."

단상에서 벌어지는 학회발표는 모두 표면상의 형식에 불과하다. 후생노동성의 공무원이 기업으로부터 뇌물을 받아 챙기고, 기업에 낙하산 인사로 들어가는 유착 행태들. 약사심의회의 위원회도 모두 기업의 조종에 따라 움직이는 꼭두각시들이다. 이러한 추악한 거대 범죄에 종지부를 찍을 때가 왔다.

이제는 진심으로 환자를 고치는 의사, 병원이 보답받는 치료시스템을 확립해야 한다. 현재 의료보험제도는 약을 많이 팔면 팔수록, 수술에 들어가면 들어갈수록, 검사를 하면 할수록 병원이 돈을 버는 시스템이다.

즉, 자주 실수하는 서툰 의사일수록 수입은 늘어난다. 하루 만에 치료 가능한 환자를 일주일 넘게 붙잡고 있으면 '보통', 한 달 정도 질질 끌 정도면 어느 정도 의사로서 자질 인정, 1년 정도 끌 수 있으면 '원장'이 된다는 웃지 못할 농담도 있다.

특히 암 치료 현장은 정말 외면하고 싶을 정도로 시체가 쌓여 간다. 아우슈비츠를 초월한 끊임없는 학살 현장을 더 이상 두고 볼 수 없다. 학살자들은 부와 영예를 손에 넣고, 환자를 진짜로 살릴 대체요법이나 통합요법을 연구하는 의사들은 탄압과 배격을 받는 이런 사회를 용서해서는 안 된다.

환자를 생각하는 의료는 이제 바로 코앞에 있다. 그것이 바로 '웃음 치료'다. 다시 한 번 웃음 치료의 선구자 노먼 커즌스나 패치 아담스의 행적을 떠올려 보자. 그들의 자애로 넘치는 눈빛과 웃는 모습에 진정한 희망의 빛이 있다. 치가 떨리는 비극과 참혹함은 이제 더 이상 되풀이 되어서는 안 된다.

후나세 슌스케

/ 역자 후기 /

10년 훨씬 전부터 수많은 암환우는 물론 우울증 · 관절염 · 아토피 등을 앓던 환우들이 웃음 치료로 회복되고 치유되는 기적 같은 사례를 경험해왔다.

수만 명의 암환우 분들과 10만 명 이상의 사람들에게 웃음을 전파하면서 나는 정말 새로운 사실을 깨달았다. 표정이 밝고 잘 웃는 사람이 회복되고 치유될 확률이 월등히 높다는 것이다. 웃음은 희망과 연결되어 있고 마음이 즐거워지면 바로 우리 안의 최고의 의사인 면역세포가 활성화되고 강력해진다는 사실이다.

이럴 때 후나세 슌스케 선생의 이 책을 만났다. 그 순간 나는 너무나도 기뻤다. '한국웃음연구소'에서 진행하고 있는 프로그램들을 의학적으로 검증받은 기분이었다. 또한 웃음 치료에 대한 확신을 다시 한번 갖게 되는 파워풀한 책임을 확신한다.

후나세 슌스케 선생은 "내 안의 최고의 의사인 자연치유력을 최고로 끌어내는 방법이 바로 웃음이다", "온갖 질환은 스트레스를 잡지 않고는 치유가 어렵기 때문에 21세기 의학의 중심은 바로 웃음 치료다"라고 감히 말한다.

이 책은 슈바이처 박사가 아프리카 사람들을 치료하기 위해 사용했던 유머와 긍정의 힘 등 재미있는 사례와 웃음의 효과를 면역학적인 측면에서 알기 쉽고 체계적으로 잘 서술했다.

따라서 이 책은 웃음을 치유에 도입하고 싶은 분들에게 큰 힘이 될 것이다. 또한 누구나 쉽게 읽고 적용할 수 있도록 쓰여져 많은 분들에게 도움이 될 뿐 아니라 건강을 선물하리라 확신한다.

많이 웃으세요. 당신의 면역세포가 반드시 좋아집니다.

한국웃음연구소 소장 이요셉

중앙생활사 Joongang Life Publishing Co.
중앙경제평론사 | 중앙에듀북스 Joongang Economy Publishing Co./Joongang Edubooks Publishing Co.

중앙생활사는 건강한 생활, 행복한 삶을 일군다는 신념 아래 설립된 건강 · 실용서 전문 출판사로서
치열한 생존경쟁에 심신이 지친 현대인에게 건강과 생활의 지혜를 주는 책을 발간하고 있습니다.

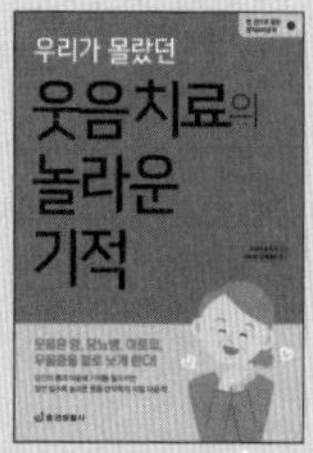

우리가 몰랐던 웃음 치료의 놀라운 기적

초판 1쇄 발행 | 2017년 11월 20일
초판 2쇄 발행 | 2021년 4월 15일

지은이 | 후나세 슌스케(船瀨俊介)
옮긴이 | 이요셉(YoSeb Lee) · 김채송화(ChaeSongHwa Kim)
펴낸이 | 최점옥(JeomOg Choi)
펴낸곳 | 중앙생활사(Joongang Life Publishing Co.)

대 표 | 김용주
책임편집 | 한옥수
본문디자인 | 박근영

출력 | 삼신문화 종이 | 한솔PNS 인쇄 | 삼신문화 제본 | 은정제책사

잘못된 책은 구입한 서점에서 교환해드립니다.
가격은 표지 뒷면에 있습니다.

ISBN 978-89-6141-210-0(03510)

원서명 | 笑いの免疫學

등록 | 1999년 1월 16일 제2-2730호
주소 | ㊦ 04590 서울시 중구 다산로20길 5(신당4동 340-128) 중앙빌딩
전화 | (02)2253-4463(代) 팩스 | (02)2253-7988
홈페이지 | www.japub.co.kr 블로그 | http://blog.naver.com/japub
페이스북 | https://www.facebook.com/japub.co.kr 이메일 | japub@naver.com
♣ 중앙생활사는 중앙경제평론사 · 중앙에듀북스와 자매회사입니다.

※ 이 책은 《항암제로 살해당하다 ②》를 독자들의 요구에 맞춰 새롭게 출간하였습니다.

※ 이 도서의 국립중앙도서관 출판시도서목록(CIP)은 서지정보유통지원시스템 홈페이지(http://seoji.nl.go.kr)와
국가자료공동목록시스템(http://www.nl.go.kr/kolisnet)에서 이용하실 수 있습니다.(CIP제어번호:CIP2017027598)